はじめに

０１８年に『花粉症は1週間で治る！（旧版）』を上梓してから、早いもので6年がします。その間に、とても大きな出来事がありました。新型コロナウイルス感染症ＯＶＩＤ－19）によるパンデミック（世界的大流行）です。

０２０年1月30日にＷＨＯ（世界保健機関）は「国際的に懸念される公衆衛生上の緊事態」であると表明、日本でも4月7日に「緊急事態宣言」が出され、不要不急の外出控えるよう求められるなど、誰もがはじめて経験する異常事態に一時は戦々恐々としました。

これまでに世界中で7億６５００万人以上の感染が確認され（２０２３年５月３日時点）、また報告では約７００万人とされる死亡者も、実際には少なくとも２０００万人にのぼることがわかっているそうです。

そうして猛威をふるった新型コロナウイルスですが、3年が経過してやっと収束に向かい、昨年5月、WHOは緊急事態宣言の終了を発表。それを受け日本でもコロナの感染法上の位置づけが5類に移行され、制度上はアフターコロナ時代に入りました。これから私たちは季節性インフルエンザと同じようにコロナとも共存していくことになります。

コロナ禍をふりかえって私が思うのは、たくさんのものが失われたけれども、得たものも少しはあったのではないかということです。そして、その1つは間違いなく人々の健康に対する意識の向上だと思います。

コロナをきっかけに、マスクや手洗いも大事だけれど、感染を防ぐには自身の免疫力を高めることがもっとも重要であることを、多くの方が認識されることになりました。

その一環として大きく注目を浴びるようになったのがビタミンDです。

旧版の『花粉症は1週間で治る!』を読んでくださった方はすでにご存じのように、ビタミンDには骨を丈夫にするだけでなく、全身の免疫を調節する働きがあり、1週間で花粉症を撃退するための有力な武器になります。それほどビタミンDの免疫に対する効果は大きいのです。

しかし、旧版が出た当初はそのことを知る方はほとんどおらず、その後、少しずつですがビタミンDの健康効果が知られるようになったことに、私の著書も多少なりとも貢献しているのではないかと自負しています。

ですが、なんといっても大きく状況が動いたのは、当時アメリカ大統領だったトランプ氏がパンデミックが起こって早々にコロナに罹患されたことです。

トランプ氏は一時は呼吸困難を伴う重篤な状態に陥ったものの、数日のうちに回復してあっという間に公務に復帰し、世界中を驚かせました。

その驚異的な回復の早さの秘訣の1つが、医師団が投与した多量のビタミンDだったとして、世界中の人に知られるところとなりました。

また、ちょうどその頃、免疫力アップに重要な要素として注目されるようになったのが、善玉菌による腸内環境の改善です。

これも『花粉症は1週間で治る！（旧版）』で詳しく述べていることですが、免疫の過剰反応を制御しているのが腸管であり、そこに棲む善玉菌は免疫に関して非常に有効な作用を持っています。

腸内環境を整えて善玉菌の働きを良くすることは、免疫力アップにつながり、花粉症をはじめとするアレルギー症状が改善します。善玉菌が脚光を浴びるようになったことで、腸を整える効果のある乳酸菌を加えた飲料などが次々と開発され、一時期は品切れになるほど流行《はや》りました。

このように、『花粉症は1週間で治る！（旧版）』を通して私がお伝えしたかったビタミンDの効果や腸内環境を整えることの重要性に、コロナがきっかけであったとしても多くの方が気づかれたことは、とても喜ばしいことだと感じています。

コロナが終焉に向かっているこのタイミングで、あらためて『最新版　花粉症は1週間で治る！』を出すことにしたのには、2つの理由があります。

1つは、コロナのようなパンデミックがいつまた起こるかわからず、免疫力を底上げしておくことは花粉症をはじめとしたアレルギーだけでなく全身の健康にとって大事なことであり、ひいてはこの先の人生において重要なこと、その最善の方法をもっとたくさんの方にお伝えしたいという思いがあるからです。

おそらく、今この本を手にとられているのは「今回はじめて目を通す」という方が多く、「どうやって1週間で花粉症を治せるのか」と疑問に思われていると思います。ですが、本書でご紹介する方法なら、むしろ治って当然なのです。

一般的な花粉症の治療は、症状を抑える対症療法が主流です。これでは根本治療にはなりませんから、完治しないのも当然です。

また、近年、スギ花粉に体を慣らしてアレルギー反応を起こさないようにする「アレルギー免疫療法」が注目されており、政府もこの方法を推奨しています。ですが、効果が出るのに数年かかるうえ、スギ花粉にしか効きません。ヒノキやブタクサの花粉症のある人は、まったくの蚊帳《かや》の外です。

花粉症に悩んでいるすべての人に効果のある治療法――それが、本書でご紹介する「オーソモレキュラー療法」です。

これは「分子整合栄養医学（オーソモレキュラー医学）」に基づく療法です。

簡単にいえば、「体を構成している一番小さな要素である『分子』が異常を起こすために、免疫システムをはじめ体のあちこちの機能が低下し、花粉などのアレルギー症状や病気が起こる」ととらえ、「分子にたっぷり栄養を与えて本来の機能を取り戻させることで、もともと備わっている自然治癒力を引きだし、体の異常を治す」という栄養療法です。

いまの自分の体は、これまでに食べてきた物からできています。いま花粉症の症状が出ているということは、そういう体になるような物を食べてきたということです。ということは、これから食べる物を変えれば、体も変わるということ。つまり、花粉に反応しない体になれるということです。

たとえば、ビタミンDは、日本人の98％に不足しているといわれています。そのようにビタミンDの欠乏している人がたっぷりとDをとれば、免疫力が上がってくることは想像に難くないでしょう。

そのように足りない栄養素をしっかり補給して芯から花粉に強い体をつくる。これがオーソモレキュラーの花粉症治療に対するアプローチです。

実は、私自身も花粉症とは随分と長い付き合いでした。過去形なのは、いまは完全に治っているからです。私のクリニックでは、私と同じ方法で、たくさんの方が花粉症克服に成功されています。早い人では、治療をはじめてから本当に1週間で症状がなくなります。

しかも、花粉だけではありません。ほかのどのようなアレルゲンや病原菌に対しても強い体をつくります。オーソモレキュラーが優れているのは、体を理想的な状態につくりかえていくので、さまざまな病気や症状の予防・改善にも効果のあることです。

私自身もですが、当院の患者さんにも家族全員がコロナになっても自分一人だけは感染しなかったという方が多くいらっしゃいます。有毒なコロナに打ち勝てるぐらいですから、本来、人間の体にとって無害な花粉になど負けるはずありません。

『花粉症は1週間で治る！』の最新版を出すことにしたもう1つの理由は、医学の世界が日進月歩であるからです。先ほどのビタミンDのコロナに対する効果のように、ここ数年でより理解の進んだことや新たに判明したことがあり、旧版ではお伝えできていないことを加筆・訂正したかったのです。

たとえば、花粉症をはじめとするアレルギー症状は、基本的には目や鼻、喉、腸などの粘膜の機能破綻によって起こりますが、皮膚のバリア機能の破綻もアレルギーの形成に大きく関わっていることがわかってきました。つまり、花粉が皮膚につくだけでも花粉症になることがあるのです。

また、そうして、免疫システムにおける皮膚のバリア機能が注目されるようになったことで、ビタミンAの重要性も認識されるようになってきました。

ビタミンAは、皮膚のバリア機能を高めるだけでなく腸内環境を整えるなど、ビタミンDに匹敵するほどの免疫強化作用を有しています。しかも、ビタミンDとAとは併用することで相乗効果が生まれ、より高い効果を発揮します。とくに重要なのは免疫細胞に対する働きです。

花粉症をはじめとするアレルギーは自己免疫が暴走することで起こりますが、ビタミンDとAとはリンパ球の暴走を抑え、免疫システムを調整する役割を担っています。ほかにも、ビタミンAは全身の細胞の成長促進や制御に関わっており、胎児から成人まで人体の健康維持において不可欠な存在です。

ところが、「ビタミンAはとりすぎると先天異常が起こるので危険」とよくいわれます。ですが、これは濡れ衣です。むしろビタミンAの欠乏によっても先天異常が起こります。詳しくは本文に譲りますが、ビタミンAほど誤解されてきた栄養素はありません。

このように、最近になってわかってきたことも、本書でしっかりとお伝えします。


ここまでをまとめると、花粉症を完治させるための最善の方法はオーソモレキュラー療法であり、とくに免疫強化に不可欠でありながら日本人に不足しがちなビタミンDやAをしっかりと補うことは、1週間で花粉症を克服する最強の武器になる。それが本書の骨子です。

「栄養療法」と聞いて、気持ちが引いた方もいらっしゃるかもしれません。とかく栄養療法と名のつくものには「これは食べてはダメ」「食べてもちょっとだけ」という制限食が多いので、無理もありません。ですが、オーソモレキュラー療法の基本概念は、体に必要な栄養素を理想的なレベルまで供給するというもの。

むしろ「体の分子の材料になるお肉をもっとしっかり食べましょう」というように食べて治すことを目指す療法ですから、ひもじい思いをすることはありません。控えるのは、せいぜい体に必要な栄養素の働きを邪魔する糖質ぐらいです。

いってみれば、オーソモレキュラーは「医食同源」の進化形。これまでの栄養療法の常識は捨ててください。

さあ、あなたも今日からオーソモレキュラーをはじめてください。オーソモレキュラーには先ほどの「糖質は控える」など基本ルールが7つ（181ページ参照）ありますが、はじめからすべてを行おうと頑張らなくてもいいのです。たとえば、

「今の食事から主食を少し控えて、しらすをプラスする」

これなら、今日からでもできそうな気がしませんか。

しらすにはビタミンDとAとが豊富なので、おすすめの食材です。それも面倒なら、ビタミンDのサプリメントを飲むだけでも構いません。1つでも2つでもいいのです。

ともかく、自分のできそうなことからはじめてください。

くりかえしますが、体は食べる物でできています。オーソモレキュラーで体が変われば、毎年、憂鬱だった花粉の季節もへっちゃらになります。インフルエンザやコロナにも負けない体になります。

それだけでも人生は大きく変わります。オーソモレキュラーを続けることで、どんどん体が変わり続ければ、あなたの未来も確実に変わっていきます。

自分の未来は、自分で変えられる。その1つの方法が、オーソモレキュラーです。

この本を手に取られた方が、長年苦しんできた花粉症と決別し、心身ともに健康で幸福に満ちた生活を送られますよう、心よりお祈りしています。

溝口　徹

目次◆最新版　花粉症は1週間で治る！

第2章　花粉症完治を実現する「オーソモレキュラー療法」

第3章　花粉症は1週間で治る！

第4章　食事で体は劇的に変わる!

最新版　花粉症は１週間で治る！

第1章

間違いだらけの花粉症「治療」

花粉症の歴史は1961年にはじまった

今や国民病ともいえる花粉症。そのなかでも、4人に1人が患うスギ花粉の季節になると、花粉飛散の情報が頻回にニュースで流され、街はマスクやメガネで防御をした人の姿であふれます。

政府も「多くの国民を長年悩ませ続けている社会問題」と重くみて、昨年、10年後にスギ人工林を2割削減することを目標にその伐採・植え替えを加速化することや、民間事業者による花粉飛散の時期や量の予測程度を向上できるようAIによるデータ提供を行うなど、政府による花粉症対策の取り組みを発表しました。今の日本において花粉症はもはや個人で解決できる問題ではなく、国をあげて取り組むべき課題ということです。

一体、いつから日本人はこれほど花粉と激しく闘うようになったのでしょうか。

「はじめに」でもいいましたが、私の花粉症との付き合いはとても長く、出会いは、幼少の頃にまでさかのぼります。

まだ、日本に「花粉症」という言葉すらなかった時代です。私の花粉症歴は、日本での花粉症の歴史とほぼ重なるので、照らし合わせながらお話ししていきます。

花粉症の歴史を紐解くと、日本で最初に花粉症が報告されたのは1961年、アメリカ進駐軍が持ち込んだとされるブタクサによるものでした。その後、1963年にスギ花粉症がはじめて確認され、私が生まれた1964年、その事実が論文として報告されました。

私の幼少時は、そのように花粉症の黎明期で極めて珍しかったのですが、私はすでにひどいアレルギー体質でアトピー性皮膚炎に悩まされていました。肥満傾向で甘いものが大好きだったので、いま思えばそれも無理はないのですが。

さて、小学校2年生の春のことでした。それまではなんともなかったのに、春先頃から急に鼻水と涙が止まらなくなってしまったのです。耳鼻科や眼科で治療を受け、そのときはよくなったのですが、翌年の春もまた同じ症状に見舞われました。しかも、前年より症状が重く、下を向くたびにまるで水道の蛇口が壊れたかのように鼻水が出てとまらず、鼻につめたティッシュもすぐにグチュグチュになってしまうのです。

それ以降は、毎年同じことのくりかえしで、治療していても一向によくなりません。そのため、学校へ行く前に耳鼻科に寄って鼻にシュッシュッと鼻水を抑える薬をスプレーしてもらい、さらに眼科で目薬をもらってから登校するというのが、この季節の恒例となりました。

あるとき、ふとカルテを覗き見ると「春季カタル」と書かれていました。「春季カタル」は子どもに多い重症なアレルギー性結膜炎のことです。春から夏にかけて流行することからこの病名がついていますが、季節を問わずいつでも発症します。花粉症と同じアレルギー性結膜炎に分類されますが、今では花粉症とははっきりと区別されています。

「花粉症」という呼び名が広く知られるようになったのは、1980年代になってからです。戦後の復興のために日本国内に植林されたスギが成木になり、一斉に花粉の飛散がはじまったことで、花粉症の症状を訴える人が激増したことがきっかけです。そのはるか以前から花粉症だった私は、いま思うと、人より一歩先を行っていたんですね。

さて、花粉の飛散量が増えたことで、私の症状もますます悪化し、花粉症の季節は飲み薬・点鼻薬・目薬の3点セットが不可欠の状態でした。花粉症の患者さんが一気に増えたことで、花粉症の治療もにわかに進みはじめました。とはいえ、当時の治療の中心は、「抗ヒスタミン剤」と「ステロイド剤」で、基本的にこれは今も変わっていません。

まず、血管を収縮させる点鼻薬を使い、次に、抗ヒスタミン剤の点鼻薬と点眼薬、もっとひどくなってくるとステロイド剤の点鼻薬・点眼薬に切りかえ、それでも苦しいときは、ステロイド剤と抗ヒスタミン剤との両方が入っている「セレスタミン」という強い薬を飲んでいました。薬を使ってどうにか過ごしていたわけです。

花粉症の治療薬がどのように進化してきたかをお話しする前に、花粉症とはどういう症状かを簡単にご説明します。花粉症のメカニズムを理解することで、花粉症の薬の効き目がどれほどかを理解することができるからです。

花粉症のメカニズム

花粉症というのは、簡単にいえば、本来、人に悪さをしない無害な花粉を体が有害だと誤認して、それを排除しようと過剰に反応してしまうアレルギー反応の1つです。

もう少し詳しくご説明しましょう。

私たちの体には、たとえば細菌やウイルスなど「抗原」と呼ばれる異物が侵入しようとすると、これを外敵と認識し、体を守るために攻撃して排除しようとする仕組み、いわゆる免疫システムが備わっています。免疫システムは、抗体、白血球、肥満細胞などの物質から構成されていて、その反応経路はいくつかあります。

この免疫システムが正常に働いていれば、体に害を与える抗原をきちんと見分け、体を守るための反応を起こします。ところが、なんらかの理由で免疫システムが乱れて暴走すると、本来は体にとって無害な物質のうち、とくに「アレルゲン」と呼ばれる物質に対しても反応を起こします。そのとき、過剰に反応するあまり自分の体も傷つけてしまいます。これをアレルギー反応と呼びます。

アレルゲンになる可能性を持っているものには、スギ・ヒノキ・ブタクサなどの花粉のほかに、ウイルスや細菌、カンジダなどカビの仲間である真菌、穀類・卵・牛乳・大豆などの食べ物、ネコやイヌなどペットの毛やフケ、ダニやハウスダストなどがあります。

まさに、私たちの身のまわりの至るところに、アレルゲンは潜んでいるのです。このように、アレルギー疾患には花粉症のほかにも、食物アレルギーやアトピー性皮膚炎、喘息などさまざまあり、日本人の2人に1人はなんらかのアレルギー疾患を抱えているといわれます。

アレルギーは本来人の身体を守る免疫システムの暴走です。免疫システムによって私たちは守られていると言うこともできるのですが、暴走することによってアレルギー症状が生じてしまいます。

この免疫システムの主役に免疫グロブリンというタンパク質が関係します。免疫グロブリン（Ig）にはIgG、IgA、IgM、IgEなどの抗体があります。IgE抗体はアレルギー反応において重要な役割を果たすため、「アレルギー抗体」とも呼ばれます。

IgEは、血中の好塩基球と呼ばれる白血球の一種と、それによく似た肥満細胞とに結合します。なんらかのアレルゲンに接してIgEのできた人が、再度、同じアレルゲンにさらされると、IgEと結合した好塩基球と肥満細胞が刺激を受け、ヒスタミンなどの物質を放出します。すると、ヒスタミンは、体が有害だと察知した物質を撃退するため、瞬時に全身に運ばれ、体の局所で受容体と結合して炎症を引き起こします。

たとえば、鼻や眼の粘膜から有害な物質が体内に侵入しようとすると、鼻水や涙を出し、それで有害物質をくるんで外に出そうとするわけです。これがアレルギー反応です。

ほとんどの場合、アレルギー反応による症状は、目のかゆみや涙、鼻水、くしゃみ、皮膚のかゆみなど軽度なものです。じんましんがあらわれることもよくあります。

しかし、なかには、生命を脅かすほどの深刻な健康被害をもたらすアナフィラキシーと呼ばれる反応を引き起こすことがあります。

以上が、花粉症を含むアレルギー反応の簡単なメカニズムです。

花粉症を治せば、アトピーも喘息もよくなる

このように、アレルゲンは異なっても、アレルギー反応の起こるメカニズムは同じであり、そのため、何かしらアレルギー症状のある人は、別のアレルギー症状もあわせ持っていることがよくあります。つまり、アトピー性皮膚炎の人や食物アレルギーの人、あるいは喘息の人などは、花粉症になりやすいのです。

日本のアレルギー患者の数は増え続けていますが、なかでも顕著なのが花粉症です。たとえば、アトピー性皮膚炎の有病率を見てみると、2002年も2008年も乳児から成人まで8～13%とさほど差がありません。

ですが、2001年に12%だった花粉症の有病率は、2010年には47・2%に跳ね上がっています。花粉症患者が増加している要因として、飛散する花粉の数が増加していることやPM2・5など大気汚染による影響のほかに、食生活の変化や腸内細菌の変化が指

摘されています。これについては、あとで詳しくお話しします。

また、これまで花粉症は成人になってから発症するものといわれてきましたが、ここ数年、小学校低学年、早い子では幼稚園ぐらいから花粉症の症状があらわれ、小児用の抗アレルギー剤を使用する子が増えています。

ロート製薬が２０１７年に発表したデータ（０〜16歳　２９３５人の子ども、１８７２人の親へのアンケート）によると、「子どもが花粉症だと思う」と実感している人の数は31・５％、また、「現在子どもが該当すると思うアレルギー症状は？」という問いに対して、「花粉症」は31・５％で「アトピー性皮膚炎」の９・９％の３倍以上という結果になりました。

また、このデータからは「アトピー性皮膚炎」と「喘息」（８・０％）はともに減少傾向にあることもわかりました。このように子どもの花粉症が増えている要因として、食事や腸内細菌が指摘されています。これについても、あとで詳しくお話しします。

先ほどアトピーや喘息などなんらかのアレルギー疾患のある人は花粉症になりやすいといいましたが、当然、その逆も成り立ちます。

つまり、花粉症を発症した人は、ほかのアレルギー性疾患を発症する可能性もあるということです。ならば、花粉症を完治させることで、ほかのアレルギー症状を軽減したり、完治させたりすることも可能だといえるのです。

花粉症治療の中心は昔も今も「抗ヒスタミン剤」と「ステロイド剤」

花粉症の治療法の話に戻りましょう。

前の項目で、私が花粉症に悩んでいた頃の治療の中心は、抗ヒスタミン剤とステロイド剤だったといいました。

抗ヒスタミン剤は、アレルゲンが体内に入ったときに、肥満細胞などから放出されたヒスタミンが受容体と結合するのを防ぎます。つまり、ヒスタミンが結合する前に、受容体の結合部分をふさいでしまうことでアレルギー反応が起きるのを防ぎ、アレルギー物質を無効化する働きがあります。

しかし、当時使われていた抗ヒスタミン剤は、「第1世代」と呼ばれるもので、集中力や活動力の低下を招いたり、強い眠気を誘発したりする副作用がありました。

実は、ヒスタミンは脳内では神経伝達物質として機能していて、アレルギー症状の発現とは無関係に、集中力や判断力、覚醒の維持に関与しています。そこに第1世代の抗ヒスタミン剤が入ることで、脳内のヒスタミンの働きも妨げられてしまうのです。

そのため、たとえば、自動車の運転や精密な機械操作などをする人は、服用に注意が必要でした。また、抗ヒスタミン剤は、唾液や涙などいろいろな分泌を抑えるため、喉や目がカラカラにかわくという副作用もありました。

もう一方のステロイド剤は、本来、体内の副腎皮質で分泌されるステロイド（コルチゾールとも呼ばれます）というホルモンを人工的につくりだした薬剤です。ヒスタミンによって引き起こされた粘膜の炎症を鎮める作用があります。また、免疫系などの組織の反応を低下させ、アレルギー反応を抑える作用もあります。

ステロイド剤には強力な効果があり、花粉症だけでなく、多くの疾患で治療の切り札として使われます。花粉症の治療としては、主に、鼻の粘膜の炎症を抑える点鼻薬、目の角膜の炎症を鎮める点眼薬として使われますが、症状の重い場合は、内服薬も使われます。

ちなみに、アトピー性皮膚炎にも塗り薬のステロイド剤がよく効きます。

このように、ステロイド剤には強い効き目がありますが、その分、強い副作用があります。薬剤によってステロイドを内服や外用として用いると、体は十分なステロイドがあると勘違いをして、副腎の働きを落としてしまいます。

つまり、副腎がサボってしまうのです。すると、本当に必要なときに、ステロイドが分泌されなくなってしまいます。

ステロイドは、炎症を抑えるだけでなく私たちの身体にとって重要な働きをしているホルモンです。前述の抗炎症作用のほかにも、たとえば、ストレスがかかったときに脳や体が適切に対抗できるよう体を調節する抗ストレス作用や、血糖値が下がってしまうときにアミノ酸からブドウ糖をつくる糖新生を促す作用などがあります。

ですから、ストレスを感じたら、すぐさまステロイドが出てこないといけませんし、血糖値が急に下がったときもステロイドがバッと分泌されて血糖値をコントロールしないといけません。

このほかにも、タンパク質や脂質の代謝に関わるなど、ステロイドは私たちの体にとって大事なホルモンです。だからこそ、ステロイド剤の使用には注意が必要なのです。

実は、「花粉症の名医」といわれる先生の中には、注射で「ケナコルト－A」というステロイド剤を投与している方もいます。注射1本で花粉症のシーズンを楽に乗り切れるという触れ込みで、一時は行列ができるほど流行りました。

しかし、注射は内服よりはるかにリスクが高く、また、打った部分の筋肉が萎縮してペコンと凹んだり、その部分の皮膚の色が抜けたりする副作用が出ることもよくあります。日本アレルギー学会からは「望ましくない」との警告が出されたこともあり、最近では実施する先生も随分と少なくなりました。

ステロイドの点鼻薬や点眼薬は花粉症の特効薬として今でもよく使われていますが、ステロイド剤の副作用についてよく理解しておく必要があります。

このように、抗ヒスタミン剤とステロイド剤とによる治療法は今も現役で行われてはいますが、いずれも対症療法であり、花粉症を完治させるものではありません。

抗アレルギー剤の主流は、第2世代の抗ヒスタミン剤

さて、花粉症の患者数がどんどん増え続けていることで、アレルギーの研究が進み、アレルギー反応が出る前の段階で作用して症状をブロックしようとする「抗アレルギー剤」

が次々と開発されるようになりました。

ここで、アレルギー症状が起きる仕組みをおさらいしておきましょう。

まず、体内に入ったアレルゲンが好塩基球と肥満細胞に作用します。

次に、アレルゲンの刺激を受けた好塩基球と肥満細胞からヒスタミンが発生して放出されます。

そして、ヒスタミンが受容体と結合して、アレルギー症状が発症します。

先に紹介した抗ヒスタミン剤は、最終段階のヒスタミンが受容体と結合するのを防ぎます。それに対して、抗アレルギー剤は、アレルゲンの影響を受けた好塩基球と肥満細胞からヒスタミンやロイコトリエンなどの炎症を起こす物質が放出されるのを防ぎます。

つまり、抗アレルギー剤は、抗ヒスタミン剤よりも、さらに上流で、より幅広くアレルギー反応をブロックする作用があるわけです。

抗アレルギー剤にはいくつかタイプがあり、このほかにも、炎症を引き起こすトロンボキサンA２という化学伝達物質の合成を抑えたり、同じく炎症を引き起こすサイトカイン

■花粉症のメカニズムと治療薬

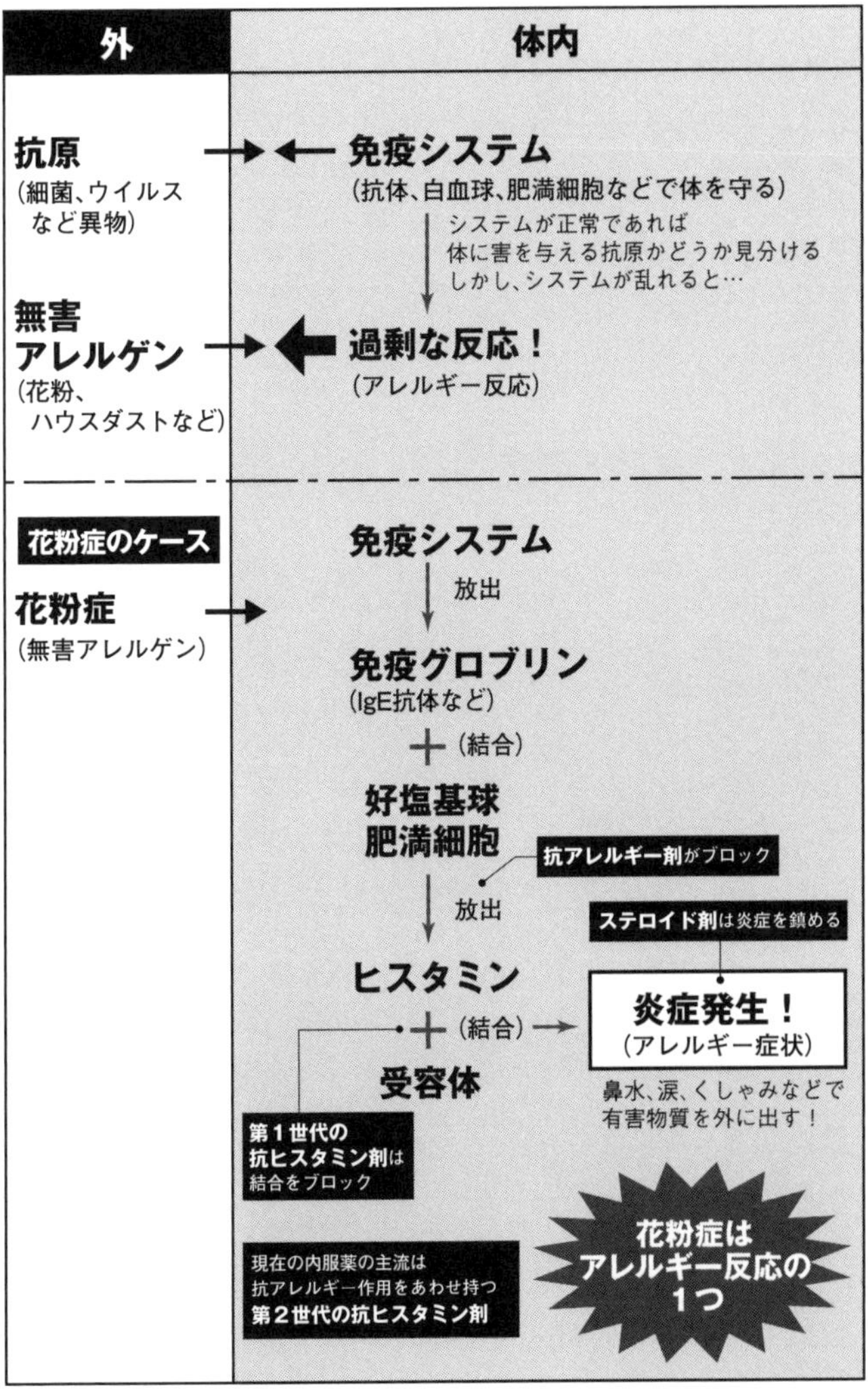
外
体内
抗原
（細菌、ウイルスなど異物）
免疫システム
（抗体、白血球、肥満細胞などで体を守る）
システムが正常であれば
体に害を与える抗原かどうか見分ける
しかし、システムが乱れると…
無害アレルゲン
（花粉、ハウスダストなど）
過剰な反応！
（アレルギー反応）
花粉症のケース
花粉症
（無害アレルゲン）
免疫システム
放出
免疫グロブリン
（IgE抗体など）
＋（結合）
好塩基球
肥満細胞
抗アレルギー剤がブロック
放出
ステロイド剤は炎症を鎮める
ヒスタミン
＋（結合）
受容体
炎症発生！
（アレルギー症状）
鼻水、涙、くしゃみなどで
有害物質を外に出す！
第1世代の
抗ヒスタミン剤は
結合をブロック
現在の内服薬の主流は
抗アレルギー作用をあわせ持つ
第2世代の抗ヒスタミン剤
花粉症は
アレルギー反応の
1つ

などの産生を抑える作用を持つものなどがあります。

こうした一方で、抗ヒスタミン剤の改良も進められ、鎮静作用のほとんどない「第2世代抗ヒスタミン剤」が開発されました。

第2世代は、第1世代と比べて、眠気などの中枢神経系の副作用がでにくいのが特徴です。そのうえ、抗アレルギー作用をあわせ持つものも多いため、第2世代抗ヒスタミン剤は抗アレルギー剤のグループに入っています。現在、内服薬の主流は、この第2世代抗ヒスタミン剤と呼ばれる種類です。

これらの抗アレルギー剤は、花粉だけでなくさまざまなアレルギー反応を抑える作用を持っています。また、倦怠感や眠気も少ないことから、花粉症の治療薬として、はじめて民間機のパイロットの人たちも飲める薬として登場してきました。ちょうど私が医者になった1990年頃のことです。

ただ、開発当初の抗アレルギー剤は作用が弱かったため薬の効果があらわれるのが遅く、花粉が飛散する2ヶ月ぐらい前から飲みはじめる必要がありました。そうして、時間をかけて体がアレルギー反応を抑える体質になった頃に、花粉が飛んでくると、それをブロックできるという仕組みです。

しかし、現実にはそれでも完全に症状を抑えることができず、対症療法として従来の抗ヒスタミン剤やステロイド剤を併用するというのが治療の主流でした。その状況は、残念ながら、抗アレルギー剤の効果が上がっている現在も同じです。

ここまで見てきたように、花粉症の薬はどんどん進化しているようですが、実は、いずれも対症療法でしかなく、根本治療には至っていないのです。

花粉症の最新治療はどこまで有効？

それでは、現時点での花粉症の最新治療といわれる２つの療法を見てみましょう。

●手術療法

１つは「レーザー」による手術療法です。これは、鼻の粘膜にレーザーを当てて一部を除去し、花粉に反応する粘膜の面積を狭くして、アレルギー反応を軽減しようという外科的な療法です。

一時的には効果があるようですが、問題は、粘膜は再生能力が強いため、レーザーで焼いても1~3年もすれば、花粉症の症状がまた出てくることです。

そのためレーザー治療を繰り返し行うことになります。レーザーで焼かれた部位は粘膜の機能がなくなり花粉へ反応しなくなるのですが、ウイルスや細菌へのバリア機能もなくなります。

さらに肺に吸い込む外気を加湿したり、加温するという鼻粘膜の重要な機能も失くしてしまいます。そしてレーザー治療を繰り返すことによって粘膜の再生で変性が起こり正常な粘膜に戻らなくなる可能性があります。

花粉への反応を抑える目的で行われるレーザー治療によって、鼻粘膜が担っている細菌やウイルスへのバリア機能や乾燥した外気などから肺を守っている大切な働きが失われてしまっては元も子もないのではないでしょうか?

さらに、この療法の問題点として、花粉症の症状は鼻水だけではないということがあります。花粉症による症状は目のかゆみや喉のイガイガ、皮膚のかゆみなどさまざまです。

体中の花粉が触れる粘膜すべてに、アレルギーの症状があらわれるのですから、鼻粘膜だけをレーザーで焼いたところで、点鼻薬こそ不要になっても、目薬や飲み薬は相変わらず必要です。これでは、根本的な花粉症治療とはいえません。私からすれば非常に短絡的で強引な治療法だといわざるをえません。

●舌下免疫療法

もう1つの最新治療は、花粉症を根本的に治す可能性があるとして最近とくに脚光を浴びている「舌下免疫療法」（舌下減感作療法ともいいます）です。

免疫療法とは、皮下もしくは舌下から、その人のアレルゲンをごく微量ずつ、徐々に濃度を上げながら体内に投与することで体を慣らし、花粉がたくさん飛んでいるときでも体が過剰反応をしないようにしようという治療法です。

いずれの方法も、ある一定の濃度に達したら、毎日から月単位での投与に切りかえ、それを最低でも2～3年続けることで効果が定着するとされます。

まず、1996年に注射によってスギ花粉のエキスを含む液剤を投与する「皮下免疫療法」がはじまりました。しかし、注射による痛みがあるうえ、一定の濃度に達するまではこまめに通院しなくてはいけません。また、アナフィラキシーという強いアレルギー反応を起こすリスクもあることなどから、期待されたほどには普及していないようです。

そうしたなか、2014年から舌の下にスギ花粉エキスを垂らして投与する「舌下免疫療法」がはじまりました。舌下投与の場合、初回のみ病院で指導を受けて投与をしますが、そのあとは自宅で投与をすることができ、通院は月に1回ですみます。

しかも、1日1回、舌の下にエキスを1滴垂らすだけと、注射に比べて非常に利便性が高く、さらに2018年にはエキスを改良した錠剤が開発されて（液剤は21年に販売中止）より手軽になったことで、利用者が増えているようです。

政府も、先ほどの花粉症対策の取り組みにおいて、舌下免疫療法を個々の花粉症発症対策の要として推奨しています。

しかし、舌下免疫療法は注射による方法よりも安全とはされるものの、スギ花粉にアレルギーのある人の口にスギ花粉を入れるのですから、強いアレルギー反応の起こる可能性は当然あります。実際、重篤なアナフィラキシーショックを起こしたという報告もあります。

そのため、医師が舌下免疫療法を行うには、学会主催の特別な講習会を受講し、さらに、メーカーの行うeラーニングで確認試験を受け、ライセンス登録をする必要があります。なんだかとても威力のありそうな療法のようですが、実際にはどのくらい効果があるのでしょうか。

製薬メーカーの発表によると、「根治する可能性」から「少し効いた」まで含めて７〜８割の人に有効であるとの報告がなされています。逆にいえば、２〜３割の人にはまったく効かないということです。

一般的には、効果があるのは３〜６割程度といわれています。これを「２人に１人は効く」ととらえるのか、「２人に１人しか効かない」ととらえるかは、その人次第ですが。

ただ、メーカーのいう７割ぐらいの効果が出るのは数年後のこと。治療をはじめた時点では、自分がその７割に入るかどうかはまったく不明であり、数年後にすべてが無駄だったという可能性のあることは理解しておくべきでしょう。しかも、重篤なアナフィラキシーを起こす可能性のあることも忘れてはいけません。

そして、私がこの療法の一番の問題点だと思うのは、決して体質を改善しているわけではないということです。

免疫療法では、１つのアレルゲンだけを投与し、それに対してだけ反応を起こさないようにしているだけなので、ほかのアレルゲンには効果を期待できません。現在、日本で受けられるのはスギ花粉と、1年遅れで保険適応となったダニのみです。そして、この2つを同時に投与することはできません。

花粉症の人には、スギだけでなくヒノキやブタクサに対するアレルギー症状のある人がたくさんいます。そういう人が、スギ花粉の免疫療法を行っても、スギ花粉の時期だけは反応を抑えられる可能性があるものの、ヒノキやブタクサの時期に症状が出ることは変わりがありません。

ですから、従来通り、抗アレルギー剤を服用したり、点鼻薬や点眼薬を使って症状を抑えたりする必要があります。

「スギ花粉症の完治を目指せる」

そのように謳われながらも免疫療法がこれまでいまひとつ流行らなかったのは、そういう理由からだと思います。

余談になりますが、数年前、花粉症の最新治療ということで、あるニュース番組が私の行っているオーソモレキュラーを取り上げて、特集をしてくれたことがあります。そのときに、もう1つの最新療法として取り上げられたのが、この舌下免疫療法でした。

薬だけで完治させるのは難しい

ここまで花粉症治療について、駆け足で見てきました。

あらためて感じるのは、薬によって花粉症を完治させるのは難しいということです。

なぜなら、本当にある病気の治療が成功しているのであれば、それは「完全に治った」つまり「治癒」していないといけません。花粉症であれば、翌年、花粉が飛んできても症状がまったく出ないという状態になっていないといけない。

ところが、こうして次々と新しい治療法が出てくるものの、毎年、毎年、その治療法をくりかえしている。これでは、治療が成功しているとはまったくいえません。

また、既存の薬の多くは「アレルギーを予防する」と効能に書いてあるにもかかわらず、毎年、花粉症を発症する患者数が増え続けています。結局のところ、症状を抑える効果はあっても、花粉症を予防し、まして花粉症を治すまでにはいたっていないということです。

さらにいえば、花粉やハウスダストなど本来なら私たちの体にとって問題のないはずのものに対して、体が過剰に反応したりしないようにすること。つまり、アレルギー反応を起こさない体にしていくことが、本当の花粉症の治療です。

ただし、ここで誤解をしないでいただきたいのは、こうした異物に対する反応すべてが悪いわけではないということです。

前の項目でもお話ししたように、アレルギー反応というのは、私たちの体を守っている免疫システムの1つです。ですから、アレルギー反応をシャットダウンしたいからといって、免疫反応すべてを起こさせないようにしてしまってはいけません。

免疫システムをダウンさせてしまうと、たとえば病原菌やウイルスなど、体に対して本当に有害なものに対して無防備な状態になってしまいます。すると、風邪やインフルエンザなどさまざまな感染症にかかりやすくなったり、がんのリスクが高まったりします。

本当に害のあるものだけに反応して、害のないものには反応しない。

それは、私たち人間が本来持っている正常な機能です。それを取り戻すことができれば、自然に花粉症も治るのです。

くりかえしますが、それを薬で実践することは、いまの時点では難しいのが実状です。

では、どうするか。

薬に頼らず、自分で自分の体をつくり変えるのです。

このようにいうと、なんだか人造人間でもつくるようですが、決して難しいことではありません。

くりかえしますが、私たちの体は食べた物でつくられています。今の自分の体に不調があり、正常に機能していないのなら、必ず足りない栄養素があるのです。

その不足している栄養素を補充することで、体の正常な機能を取り戻す。それが、私たちが実践しているオーソモレキュラー療法という栄養療法です。

幼少時からひどい花粉症とアトピー性皮膚炎に苦しんできた私は、1998年にオーソモレキュラー療法と出合い、自分の体を変えるために栄養療法に取り組みました。

そして、長年にわたって手放せなかった飲み薬・点鼻薬・目薬の3点セット、さらにはアトピー性皮膚炎の治療のために使っていたステロイドの軟膏まで、すべてがまったく不要な状態になったのです。

オーソモレキュラー療法は、花粉症だけでなく、あらゆるアレルギー性疾患に対して効果を発揮します。

それだけではありません。私の指導によって、オーソモレキュラー療法に取り組んでいる患者さんたちは、糖尿病や脂質異常症の治療薬が不要になったり、うつ症状が改善したりと、さまざまな健康効果があらわれています。

なかには、不妊治療がうまくいかず妊娠をあきらめかけていた女性の患者さんが、オーソモレキュラー療法を続けることで無事に妊娠・出産されたという例もあります。

栄養療法というと「なんだか面倒そうだな」と感じる人もいらっしゃると思います。しかし、オーソモレキュラー療法の基本はとてもシンプルです。

オーソモレキュラー療法のやり方については次の章でお話しします。

基本はシンプルですが、「それでも面倒」と感じる人は、すべてを実行しようとしなくていいのです。できそうなことからやってみてください。それだけでも、大きな変化を感じるはずです。

もしも、基本ルールをすべて行うことができれば、体は劇的に変化します。1週間後には、まるで生まれ変わったように元気になり、長年苦しんできた花粉症からもきっと解放されているでしょう。

■花粉カレンダー

1月〜5月	ハンノキ、クヌギなど
2月〜5月	スギ
2月後半 〜5月	スズメノテッポウ、スズメノカタビラ
3月〜5月	ヒノキ
8月〜11月	ブタクサ、ヨモギ、カナムグラなど

6月・7月は花粉の種類が比較的少なく、12月はほとんど飛びません。とはいえ、近年はＰＭ２.５など大気汚染の影響もあり、ほぼ１年を通してなんらかのアレルギー症状の出ている人も少なくありません。

第2章

花粉症完治を実現する「オーソモレキュラー療法」

「オーソモレキュラー」は花粉症を完治させる唯一の方法

どうして花粉症になるのか。

その話をするときに、よくいわれるのは「スギ花粉の多い山沿いの地域に住んでいる人に花粉症が多いかというと、決してそんなことはない。むしろ花粉の絶対量の少ない都会の人たちのほうが多かったりする」ということです。

さらに、「花粉症は、花粉だけが原因ではなく、ハウスダストやＰＭ２・５などの大気汚染による影響もある。そして、そうした異物に過敏に反応する体のほうに問題がある。つまり、花粉が単独で悪さをしているというよりも、環境や生活習慣などのほかの因子、とくにジャンクフードなどの食べ物が、花粉症というアレルギーの過剰反応を起こす体をつくる背景にある」ということが、これまでにも指摘されてきました。

そうして、今では多くの人が、そのことを認識しているにもかかわらず、実際には「食べる物や生活習慣を変えて体質を改善し、花粉症を治しましょう」とはなかなかなりません。

確かに、インターネットで検索するといろいろな情報が出てきます。しかし、耳鼻科の先生から「体質を改善しましょう」と指導されることはまずありません。

花粉症の季節になると医療機関には１日３００人ぐらいの患者さんが治療に訪れますから、その患者さん１人１人に丁寧な食事指導をするのは物理的に不可能といわざるをえません。

また、花粉症の薬の効果も以前よりはるかに上がっているため、患者さんの側も混んでいる耳鼻科にわざわざ行ったりせず、かかりつけのお医者さんに「ついでに、いつもの花粉症の薬を出してください」となることが多いのです。

そうして、対症療法でつらい症状を抑えながら花粉症とつきあうことにすっかり慣れてしまい、「どうせ治らないだろう」というあきらめもあいまって、真剣に花粉症の根本治療を目指す人が少ないのではないかと感じます。

あるいは、劇的な新薬の登場を待っているのかもしれません。

しかし、重ねていいますが、薬では花粉症を完治させることはできません。でも、だからといって、あきらめないでください。

花粉症は必ず治ります！　その可能性が大きい方法が栄養療法による体質改善です。

ただし、栄養療法とひと口にいっても、カロリーや塩分を控える方法や、野菜中心にする方法などさまざまあり、どの方法でもいいというわけではありません。

たとえば、本書をお読みの方の中にも、花粉症を治すために玄米食に取り組んだことがある、あるいは、今も続けているという人がいらっしゃるかもしれません。

もしも、あなたがいま玄米食を実践しているのなら、気をつけていただきたいことがあります。いつもの食事から白米を玄米に置き換えるだけならまだいいのです。

ところが、玄米食を実践する人は、往々にして、肉や魚などの動物性タンパク質を排除し、野菜や豆類などを中心とした菜食になりやすいのです。

こうした玄米菜食では、はじめのうちこそアレルギーの症状が軽減するものの、続けるうちに再び症状が悪化してきます。

それどころか、体調全体が悪くなっていきます。要するに、栄養不足になってしまうのです。

「数ある栄養療法の中で、花粉症を完治させることができるのは、本書でご紹介するオーソモレキュラー療法である」。実際に家族とともに実践している私には、そう断言するだけの自信があります。

私は、オーソモレキュラー療法を約20年間続けています。その経験から実感していることは、「継続は力なり！」ということです。

人の体は食べた物でできていますから、食べ物を適切に変えることによってアレルギーだけでなく他の体質改善も可能です。

そして体質改善をしても、ストレスが続き食生活が悪くなると、アトピーや花粉症の症状がかすかに再燃してくるのです。

ですから、オーソモレキュラーによって花粉症が治っても、それで終了という訳ではありません。

このようにいうと、「わあ、大変そう」と感じる人もいらっしゃると思います。ですが、オーソモレキュラー療法のいいところは、他の食事療法に比べて、制限が少ないことです。たいていの食事療法が「○○は食べるな」という禁止事項が多いのに対して、オーソモレキュラー療法はむしろ「○○を積極的に食べましょう」というほうが多いのです。

それは、簡単にいえばオーソモレキュラー療法が「その人の体に足りない栄養素を見つけ、それを積極的に補うことで、体が必要な物質をつくれる状態にしてあげる」という考え方に基づいているからです。

細胞レベルから体に働きかける

ここまで目を通して、「だからオーソモレキュラーって何?」という疑問をお持ちの方も多いと思います。

「オーソ」とは「整える」、「モレキュラー」は分子という意味で、「オーソモレキュラー」は「分子整合栄養医学」と訳されます。わかりやすくいえば、もともと体の中にある分子を整える医学ということです。

体の中の分子とは、たとえば、ビタミン、ミネラル、タンパク質、脂肪酸など、私たちの体を構成している要素、つまり細胞に備わった栄養素のことです。

私たちの体は37兆個とも60兆個ともいわれる膨大な数の細胞からできており、その1つ1つがなんらかの栄養素によってつくられている、いわば栄養素のかたまりです。

それぞれの細胞が必要な栄養素に満たされていれば、体の健康は保たれ、私たちは元気に生活することができます。

しかし、細胞が栄養不足になると機能を十分に果たすことができなくなり、結果、体調不良になったり病気になったりします。

ですから、食事がとても大事な要素なのです。

たとえば、体の中に悪いものを入れると、それを打ち消すだけのいいものをたくさん入れないといけません。体に悪い食事をするのは、本当によくないのです。

オーソモレキュラーは、そういう「体の中の分子を、食事やサプリメントを用いて最適な濃度に整えることで、体の機能を向上させ、病気や不調を治したり予防したりしていこう」という療法です。

ちなみに、薬を使いながら同時に食事の量やバランスを調節することで、高血圧などの病気をコントロールする一般的な食事療法とは異なり、オーソモレキュラー療法では基本的に薬を使いません。

ですから、厳密には食事療法ではなく栄養療法です。

サプリメントは日本語で「栄養補助食品」とも呼ばれ、薬とはまったくの別物。足りない栄養素を食べ物からすべて補うのは難しいので、栄養素が高濃度に凝縮されたサプリメントを積極的に利用していくというのもオーソモレキュラー療法の特徴の1つです。

細胞レベルの栄養不足が、花粉症に弱い体をつくる

オーソモレキュラーは、細胞レベルの栄養素に着眼した画期的な療法です。カナダの精神科医で生化学者でもあるエイブラム・ホッファー博士が治療を確立し、ノーベル賞を2度受賞したライナス・ポーリング博士によって世に広められました。

ホッファー博士はもともと生化学者でビタミンの研究をしていました。ビタミンが不足するとさまざまな欠乏症が出ます。たとえば、ビタミンB1が欠乏すると「脚気」になり、ビタミンCが欠乏すると「壊血病」という病気になります。

そして、ナイアシン（ビタミンB3）が欠乏すると「ペラグラ」という病気になります。ペラグラが進行すると、幻聴や幻覚、妄想などの症状が出ます。

博士は、こうしたペラグラによる精神症状が、今でいう「統合失調症」という精神疾患の症状とよく似ていることに気づいたのです。

興味をひかれた博士は、もう一度、勉強し直して精神科医になり、ナイアシンと統合失調症との関係について研究をするようになります。その過程で、統合失調症の患者さんに

ナイアシンを投与すると、一定の割合で症状が改善することを実証したのです。

私は晩年の博士に直接お会いしたことがあります。そのときとても印象的なことをおっしゃっていました。

「もしかするとナイアシンが足りないことが統合失調症の原因の１つかもしれないと思い、ビタミンの化学者から精神科医になった。ところが、医療という分野は、眠れないといえば眠る薬を出し、やる気がないといえば抗うつ剤を処方する。幻聴が聞こえるといえば、統合失調症とすぐに診断し薬を出すか、当時はロボトミーといって脳の一部を切り取って神経回路を遮断する手術まで行われていた。体の中で何か化学的な反応が起こっているから、そういう症状が出ているはずなのに、それを確かめもしないで治療をしていることにとても驚いた」

そうして、博士が行き着いたのは、

「単独で問題を解決できる薬などない。体や栄養のことに注意を払わなければ正しい治療などできない」

オーソモレキュラーの基礎となる考えでした。

その信念のもとに一連の研究を続けた博士は１９６６年に「低血糖症」を発見します。

精神状態に糖が深く関わっていることを突き止めたのです。そうして、博士は栄養が心身に与える影響に着目しながら研究を続け、オーソモレキュラーを確立していくのです。

そうしたホッファー博士の考えに賛同したのがライナス・ポーリング博士です。ポーリング博士は、今では常識になってきた高濃度ビタミンCを点滴してがんを治すという治療法の基本をつくった科学者で、その功績は20世紀最大のアインシュタインと並ぶと極めて高く評価されています。そのポーリング博士が、

「ホッファー博士のいうことは正しい。脳内の栄養素の分子を変えることによって、きっといろんな精神疾患が治せるはずだ」

そのように、後押しをしてくれたのです。

そして、1968年、もっとも権威があるといわれるアメリカの科学雑誌『サイエンス』に、ポーリング博士の名前で「オーソモレキュラー精神医学」という論文が掲載されます。このとき「オーソモレキュラー」という単語がはじめて世に出ました。オーソモレキュラーはポーリング博士がつくった造語です。

論文のなかで、博士は、

「人の脳を正常化させるには、遺伝子に任せたり、日常の食べ物だけでは無理ではないか」

と述べています。このように言うと、どうしても次のような反論が出てきます。「人間は遺伝子で制御されているのだから、それに任せて何が悪い」「普通の食べ物でなぜいけないのか」

ポーリング博士が言っているのは、

「たとえば、ナイアシンなどのビタミンB群やビタミンCなどを、意図的にサプリメントなどで補うことによって、理想的な状態を維持する」

ということです。そして、この「理想的」というのがポイントなのです。

「理想的な体の状態を維持することができれば、誰もが自然な眠りを維持することができ、おそらく誰もボケることはないだろう。加齢とともに体の機能は自然に衰えていっても、脳はきちんと脳としての機能を持ったまま死んでいくはずだ」

そしてポーリング博士は、

「それが達成できれば、平均寿命は１２０歳ぐらいまで延びるだろう」

と仮説をたてています。すなわち、「意図的に食事を変えサプリメントも利用し、私たちの体の中の分子を最適な状態につくり変えることで、病気になったら自分で治せる、あるいは、病気にならないようにする」ことができれば、「死」もまた理想的な状態で迎えられるということです。

「理想的な体」に必要な栄養は、いわゆる「所用量」では全然足りない

「理想的な生」が「理想的な死」につながる。

そのぐらい最適な状態を保つようにしようというのがオーソモレキュラーの基本的な考え方です。そして、その「最適な状態」を保つには、普通に食べただけでは無理だというのが、この療法の前提です。

ですから、先ほどの「欠乏症を起こさない量」というのでは、まったく足りないのです。厚生労働省が「日本人の食事摂取基準」として1日に必要な栄養素の基準量を示していますが、これは欠乏症を起こさないための最低限必要な数値であり、決して、健康を維持するのに十分な量とはいえません。

たとえば、ビタミンCの場合、欠乏症である壊血病を予防するなら1日50㎎で足りるため、長年、基準量は50㎎／ｄａｙとされてきました。

近年になり、日常のさまざまなストレスによってビタミンCが消費されることがわかったことで、2000年からやっと2倍の100mg／dayへと引き上げられました。

しかし、オーソモレキュラーの考えに基づくと、それでもまだ足りません。たとえば、風邪を予防しようと考えるなら1日に最低でも500mgは必要ですし、皮膚がコラーゲンをたくさんつくって肌をプルプルにするには1日2000mg以上はとりたい。

さらに、ビタミンCでがん細胞を撃退しようとするなら、血液中の濃度を3500μg/mLまで上げないといけません。これはビタミンCの錠剤を飲んでいてはとうてい無理な量で、点滴で投与することになります。

ちなみに、健康な人のビタミンCの血中濃度はだいたい10μg/mLですから、3500μg/mLというのはとてつもなく高濃度。

私がこの治療をやりはじめた当初は、患者さんの血液を検査センターに出すたびに、すぐさま「ビタミンCの濃度が異常値です」と電話がかかってきていました。今では向こうもすっかり慣れて、何もいわなくなりました。

このように、オーソモレキュラー療法は、たとえば「年齢とともに物覚えが悪くなったり、敏感さが落ちてきたりするのは仕方のないことだけど、なるべくそうならないように食べ物にも気をつけよう」というレベルの話とはまったく違います。

花粉症にならない体質づくりでいえば、粘膜を理想的な状態に維持することが何より大事になってきます。ここで重要になってくるのが細胞です。

私たちの体の中には37兆個とも60兆個ともいわれる細胞があるといいましたが、それらはみな同じ細胞というわけではありません。

体内にはいろいろな機能を持った違う種類の細胞が数多くあり、それぞれ同じような種類の細胞が集まって「組織」をつくり、さらに「臓器」をつくります。

たとえば、私たちの体を構成している骨や筋肉、脳、神経、内臓、皮膚、髪の毛、さらには、多くのホルモンや酵素などはすべて小さな細胞が集まってできています。

また、私たちに寿命があるように細胞にも寿命がありますが、種類によってその長さは異なります。もっとも長いのは脳の神経細胞で、私たちの寿命と同じだけ生きるといわれます。

反対にもっとも寿命が短いのが、胃や腸などの粘膜細胞で、1〜2日で死に、3日もすれば生まれ変わります。悪性の進行がんは細胞分裂が速いのでタチが悪いのですが、粘膜細胞の再生スピードはそれよりも速いのです。

ちなみに、抗がん剤の副作用には食欲低下や下痢などの胃腸障害があります。抗がん剤は分裂速度の速い細胞をターゲットにするようつくられており、胃や腸の粘膜細胞も入れかえが速いため、がん細胞と同じように抗がん剤の標的になって攻撃されてしまうのです。

さて、細胞がそれぞれの機能を果たしながら、なおかつ、本来の生まれ変わりの速度に遅れないよう盛んに分裂し続けるためには、それだけの栄養が必要です。

したがって、栄養問題が起きると、入れかえが速くそれだけ多くの栄養を必要とする粘膜細胞は、どこよりも早く障害を受けることになります。

そのことは、たとえば、不摂生が続くと、口内炎ができたり、擦り傷がなかなか治らなかったり、肌や髪のツヤがなくなったり、爪が伸びにくくなったりすることで自覚をされる方も多いと思います。

ともかく、鼻や目や喉の粘膜を、どんどん質のよいものに変えていくこと。それがオーソモレキュラーによる花粉症治療の根本になります。

そのためには、とくにどのような食べ物をとればいいのか。また、どのようにして効率よく栄養素を補っていけばいいのか。

次の項目から、花粉症治療のための具体的な療法についてお話ししていきます。

オーソモレキュラーの要《かなめ》「タンパク質」はスゴイ！

オーソモレキュラー療法の基本は、全身の細胞が理想的な速度で生まれ変わるよう順調な細胞分裂を促し、常に「よりよい細胞」へと入れかわり続けさせることで、細胞レベルから理想的な健康状態を維持することです。

私たちの組織や臓器は基本的に細胞の集合体であり、それらの細胞からつくられたタンパク質が主な構成成分です。したがって、皮膚や髪の毛や爪などの組織をよい状態に保ち、脳やその他の臓器の機能を高めるためには、組織や臓器を構成しているタンパク質の入れかえを速くすることがポイントになります。

そのために材料となるタンパク質を食事からしっかり摂取し、ビタミンやミネラルの働きによって吸収されたタンパク質の代謝回転をよくすることが大事です。これが、オーソモレキュラー療法の成功のポイントになります。

ちなみに、代謝回転とは、新旧の分子つまり古い細胞が新しい細胞へと入れかわりながら体を維持し続ける「ホメオスタシス」のことで、ターンオーバーともいいます。

こうしたタンパク質の代謝がうまくいかないと、たとえビタミンやミネラルを十分に補充したとしても目的とするタンパク質が十分に合成されず、乱れてしまった組織や臓器の機能を改善させることは困難になってしまいます。

このように、タンパク質は生体防御にとって非常に重要な存在です。

また、花粉症も含めて体内でトラブルが起こっているときは、たいてい炎症という反応が起こっています。この炎症が起こっているときはタンパク質の代謝回転が速くなり、よりタンパク質の必要量が増します。

たとえば、免疫システムの最前線で働く白血球もタンパク質が必要ですし、細胞のエネルギーとなる酸素を運搬するヘモグロビンもタンパク質からできているからです。

このように、花粉症にならない体へと体質を改善するには、タンパク質を積極的に摂取することが極めて重要です。

食材としてのタンパク質には、肉や魚、卵、大豆製品、乳製品などがあります。口からとり入れた食物に含まれたタンパクは、胃で攪拌《かくはん》され、ペプシンというタンパク分解酵素によって分解され、さらに小腸においても酵素によって消化され、ほとんどがもっとも小さな分子である「アミノ酸」にまで分解されて、小腸の粘膜組織から吸収されます。

アミノ酸は一旦、肝臓へと集められ、体が活用できるアミノ酸へと再合成されると、血流によって全身の各組織へと運ばれます。そして、たとえば、皮膚なら皮膚の細胞で、脳なら神経細胞で必要なタンパク質の形にさらに再合成されて新しい組織となります。そうして一定の役目を果たして古くなると、分解され再びアミノ酸の形に戻されます。

壊されてできたアミノ酸の大部分は、体が活用できるアミノ酸に再合成されて使われますが、体内で合成できないアミノ酸があります。これまで発見されているアミノ酸は約600種類とされますが、そのうち人間にとって必要なアミノ酸は21種類です。

そのうちの9種類は体内で別のアミノ酸から合成できないため、食べ物によって外から供給する必要があります。これらの必ず補給しなくてはならないアミノ酸を「必須アミノ酸」と呼び、必須アミノ酸を十分に補給し続けるために、タンパク質をしっかりと食べる必要があるのです。

運動不足の人や腸の弱い人はタンパク質が不足しやすい

それでは、タンパク質はどのくらい摂取すればいいのでしょうか。

よく「タンパク質の必要量」といういい方をしますが、これは非常に誤解を生みやすい言葉です。よく「体重１kgあたり１gのタンパク質が必要量の目安」とされますが、その人の体が本当に必要とするタンパク質の量は、いろいろな要素で左右されます。

まず、摂取エネルギーが十分でないと、タンパク質の必要量は増えます。私たちの体の中でエネルギー源として使われるのは、糖質（炭水化物から食物繊維を除いたもの）・脂質・タンパク質の三大栄養素です。ですから、糖質や脂質でエネルギーが十分に補えていれば、食べたタンパク質は細胞のつくり変えのために有効に使われます。

ところが、摂取カロリーが少ないと、せっかく食べたタンパク質もカロリー源として燃やされてしまいます。これでは、代謝回転が衰えて、理想的な体をつくるどころか、ターンオーバーが遅れて老化が早くなってしまいます。したがって、むやみにカロリー制限のダイエットをすることは、オーソモレキュラーの妨げになります。

なお、あとの項目でご説明しますが、カロリーはなるべく脂質でとること。糖質もまたオーソモレキュラーの効果を妨げる要因の１つになります。

さて、もう１つ、タンパク質の必要量で意外に知られていないのは、運動量に対してU

字曲線を描くということです。

1日あたり200〜400キロカロリーの中等度の運動、たとえば、ちょっと歩いたり軽く自転車をこぐぐらいの適当な運動をしているときに、タンパク質の必要量はもっとも少なくなります。つまり、適度に体を動かしているときが、もっともタンパク質のロスが少ないのです。

激しい運動をすれば、それだけ消費エネルギーが増えるため、タンパク質の消費量も増えるのは理解できます。おもしろいのは、じっとしていても、同じようにタンパク質が消費されることです。

つまり、運動不足の人は適度に運動している人よりタンパク質が必要で、1日中デスクワークをしている人は、適度に運動をしている人よりも、お肉をたくさん食べなくてはいけないということです。寝たきりの老人がどんどん痩せて手足が衰えていくのは、単に筋肉を使わないからというだけでなく、タンパク質のロスが大きいからでもあるのです。

成長期の子どもはもちろんですが、活動量の減ってくる高齢者、また妊娠授乳期の女性は、タンパク質の必要量が増大することを、ぜひ心にとめておいてください。

さて、タンパク質の必要量は、食べたタンパク質を腸でどのくらい吸収できるか、つまりタンパク質の吸収率によってもかわります。

たとえば、お昼に３００ｇのステーキをペロリとたいらげても、夕飯になればまたお腹がすいて美味しく食べられるという人は、腸の状態がよくお肉の消化吸収がスムーズにいっています。ですが、お肉を食べるとお腹が張ったりガスが増えたりムカムカするという人は、タンパク質の消化吸収がうまくいっていません。

このようなタイプの人は、たいてい腸の環境が悪く、栄養不足に陥りやすい傾向があります。したがって、お肉は小分けにし、さらにタンパク質の消化酵素を持つパイナップルやパパイヤと一緒に食べるとか、あるいは、お肉はやめてお魚をたくさん食べるとか、いろいろ工夫をして積極的にタンパク質をとらなくてはいけません。

吸収を上げやすくしているプロテインのサプリメントをとるのもいいでしょう。とくに、グルタミンというアミノ酸には、腸の粘膜を丈夫にしてタンパク質の吸収をアップさせる働きがあります。花粉症の人には腸内環境の悪い人が多いので、グルタミンの配合されたアミノ酸のサプリメントを使うことをおすすめします。

なお、牛乳を飲むとお腹を壊す人がいますが、この場合は、乳糖が消化しきれない体質の人もいるので、一概に乳たんぱくの消化の問題とはいえません。ですが、乳製品には腸の粘膜を荒らす作用があり、オーソモレキュラーでは花粉症の人にヨーグルトをすすめていません（74ページで詳しくご説明しています）。

このように、生活習慣や食事、環境などによって、タンパク質の必要量には10〜40％の個人差が生まれます。ですから、一般的な「必要量」というのは、まったくあてにはなりません。むしろ、「必要量」は最低レベルを示していると考えていいでしょう。

タンパク質を食べないと寿命が縮む

血液中のタンパク質の濃度が正常値の範囲内であっても栄養失調ということがあります。それを裏づける次のような報告があります。

秋田県大仙市は、他県と比べて高血圧や動脈硬化などの生活習慣病が多く、平均寿命も短い地域でした。そこで、大仙市は積極的に市民の健康増進をはかることにしました。そのとき注目したのが「アルブミン値」です。

アルブミンは血液中を流れているタンパク質の約6割を占める重要なタンパク質で、こ

■大仙市の取り組み

1日のタンパク質摂取量（推奨）

成人男性…60ｇ
成人女性…50ｇ

※牛肉300ｇ、卵10個、魚の切り身なら3〜4切れに相当

これを達成するために10食品群チェックシート作成

①肉	②魚	③卵	④乳製品	⑤大豆
⑥海藻	⑦イモ	⑧果物	⑨油	⑩緑黄色野菜

上記の食材を食べたら○で1点　1日10点満点
10日で100点でＯＫ

※この結果、まんべんなく十分な量のタンパク質を摂取

の数値が低いと生存率が下がることが実証されています。アルブミンの平均値はおよそ4g／dLですが、大仙市民の数値はそれよりやや低めでした。

異常といえるほどではないものの、この軽い「低アルブミン状態」が問題だと考えられたのです。そこで、自治体によって市民のアルブミン値を上げる食事指導がはじめられました。

肉、魚、卵、乳製品、豆などのタンパク質を含む食材をリストアップして「10食品群チェックシート」をつくり、少しでも食べたらシートに丸をつけるようにと指導をしました。

たとえば、お魚の欄はご飯にふりかけをかけても○、海藻の欄はのり1枚でも○という

具合です。こうすることで、少しずつでもいいから10品目すべてを食べることを促したのです。

この食事指導のポイントは、10品目中5品目がタンパク質であることと、米やパン、麺などの炭水化物は入っていないことです。あとの項目でお話ししますが、タンパク質は卵ばっかりとかお魚ばっかりというように種類を偏らせないことが大事ですし、炭水化物をとりすぎるとせっかく食べたタンパク質の働きを邪魔することになります。

さて、こうした食事指導の結果、大仙市の人たちのアルブミン値は上がり、平均寿命も上がって全国平均を上回ったのです。

とくに注目すべきは、お肉やお魚などの動物性タンパクの摂取が増えたにもかかわらず、動脈硬化が減ったことです。「お肉や卵を食べすぎるとコレステロールがあがって動脈硬化になる」とよくいわれますが、まったく逆のことが起こったのです。

大仙市の人たちは、それまでコレステロールが増えないようにと動物性のタンパクを控えていたのではないでしょうか。そして、それが元でタンパク質不足になり、免疫力の低下や骨粗しょう症などが多発していたのでしょう。

このように、とくに病気ではない健常な人がタンパク質をたくさん食べるようになると、さらに元気になって平均寿命が延びるのです。まして、花粉症などアレルギー疾患のある人は、常に新しい丈夫な粘膜細胞をつくらなくてはいけないのですから、それだけタンパク質をきちんととることが必要になってくるのです。

「攻め」の食生活

１００歳になっても現役で活躍している方々がいます。その方々に共通していえることは、お肉をよく食べるということです。残念ながら亡くなられましたが、医師の日野原重明先生は１００歳を超えてからも約90ｇのヒレ肉を週に２回召し上がっていたそうです。

ちなみに、あとの５回はお魚で、毎日しっかりと動物性のタンパク質をとられていました。

冒険家の三浦雄一郎さんにいたっては、若い頃からお肉が大好きで、80歳でエベレスト登頂を成し遂げた当時は、週に１、２回は３００ｇの肉を食べ、月に１回のペースで息子さんと２人で１・５kgのステーキを平らげていたそうです。

その後、特発性頸髄硬膜外血腫という病気で脊髄を損傷して手足に麻痺が残り、一時は要介護4の寝たきり状態になられましたが、リハビリを重ね、昨年90歳で家族や仲間に支えられながら富士山の登頂を果たされました。

三浦さんは、以前から「健康法には〝攻め〟と〝守り〟があり、僕はいくつになっても〝攻め〟の姿勢でいたい」とおっしゃっておられ、今でも「年をとって食が細くなろうとも、食べる楽しみ、こだわりを持ち続ける」とのことで、一度に400〜500gのお肉を召し上がるそうです。オーソモレキュラーも、いわば「攻め」の食生活。三浦さんの信念と共通しているといえそうです。

乳製品と小麦は花粉症の敵！

ここまで、くりかえし「タンパク質を積極的にとりましょう」というお話をしてきました。

「でも、タンパク質をとりすぎると過剰症になるからよくないのでは？」

そのような声が聞こえてきそうですね。タンパク質の摂取量の上限は、成人は年齢を問わず「体重１kgにつき２gまで」とされています。

しかし、この数値には化学的根拠が一切ありません。実際、いろいろな研究が行われているものの、タンパク質を食べすぎて健康を損ない病気になったという報告は見あたりません。厚生労働省のホームページでも、そのことはきちんと明記されています。

むしろ、タンパク質の量が不足しているからこそ、さまざまな細胞の機能が低下して花粉症に弱い体質になっているのです。花粉症に悩んでいる人は、遠慮なくタンパク質を食べてください。

ここで、先ほどの「タンパク質の必要量といういい方は誤解を生みやすい」というお話を思い出してください。必要量では「体重１kgあたり１gのタンパク質」で、これは体重50kgの人が必要なタンパク質は50gということです。これはお肉を50g食べればいいという意味ではありません。

たとえば、牛肉１００gに含まれるタンパク質の量は20gです。したがって、牛肉からタンパク質を50gとるには、２５０gの牛肉を食べる必要があります。しかも、オーソモレキュラーでは、その程度のタンパク質の量では全然足りませんから、もっと食べなくてはいけません。

私は成長期の子どもを持つお母さんに「お子さんには、毎食お肉やお魚などのタンパク質を食べさせて、さらに、おやつや夜食にも焼き鳥やソーセージ、煮干し、唐揚げなどタンパク質を食べさせてください」と指導をしています。

「オーソモレキュラー療法＝十分なタンパク質の食事法」

このようにいってもいいでしょう。

ただし、タンパク質の摂取には1つだけ気をつけていただきたいことがあります。それは、同じものを連日食べないこと。同じタンパク質を連日とることによってIgG型の免疫グロブリンがつくられることがあり、隠れアレルギーといわれる遅延型アレルギーを形成することがあります。タンパク質を多く含む食材として肉や魚の他には豆類、乳製品、卵などがあげられます。

なかでも乳製品は要注意です。最近、ヨーグルト製品の宣伝文句に「ヨーグルトの乳酸菌が花粉症に効く」とよく謳《うた》われています。これは、あくまでヨーグルトに含まれる乳酸菌の働きによるものです。

乳たんぱく（主に「カゼイン」）は免疫の要の1つである腸内環境を悪化させることがあります。ですから、アレルギー体質の人には好ましくないのです。

乳酸菌による効果を求めるなら、漬け物やサプリメントで補うことをおすすめします。花粉症の人は、牛乳、チーズ、ヨーグルトなど乳製品をカットするだけでも、ずいぶんと症状は緩和されます。

卵と大豆製品はいずれも、どこのお家の冷蔵庫の中にも常備されているタンパク質の代表的な存在です。常に冷蔵庫の中に入っていれば、それだけ出番が多くなり、摂取する機会が多くなります。

大豆製品の場合、「今日は納豆、明日はお豆腐なら違う製品だから大丈夫」と思うかもしれませんが、元は同じ大豆なのでそうはいきません。こうしたことが盲点となり、卵も大豆製品も毎日のように食べてしまいがちなので注意をしてください。

その点、お肉は今日は牛肉、明日は豚肉、その次は鶏肉というように肉の種類を変えながら食べることができます。お魚も同じで、タイ、マグロ、サバ、エビ、カニ、サンマなど旬ごとにさまざまな種類が登場するので、食事を楽しみながらタンパク質にバリエーションをもたせることができます。

肉類や魚類をおすすめするのには、もう1つ理由があります。

私たちの体を構成しているのは、基本的に動物性タンパク質です。植物性タンパク質の大豆も動物性タンパク質のお肉も、体の中で消化・吸収されてアミノ酸レベルになれば同じようですが、実は、動物性タンパク質のほうが人間のタンパク質に形が近いため、体内で扱いやすいのです。

また、人の体に必要なアミノ酸も、動物性タンパク質のほうが多く含まれています。したがって、植物性タンパク質より動物性タンパク質の肉類や魚類をとるほうが効率がいいのです。

そして、植物性タンパク質の中でも小麦に含まれる「グルテン」は、アレルゲンになりやすく、腸の環境を悪化させて免疫システムをダウンさせ、花粉症をはじめとするさまざまなアレルギー疾患を引き起こす可能性があります。

前述の乳製品に含まれるカゼインとグルテンとを除去する「ＧＦＣＦ＝グルテンフリー・カゼインフリー・ダイエット」は、花粉症治療にとっても有効な方法です。

食べたタンパク質を生かすも殺すも「腸」次第

オーソモレキュラーは、理想的な栄養をとることで、花粉症の完治を目指す療法です。そのために、まずは全身の細胞の材料となるタンパク質をたくさん食べましょうというお話をしました。

ここで、重要なポイントになるのが、食事やサプリメントからとったタンパク質を、体内できちんと有効活用できるだけの消化・吸収力が備わっていること、つまり腸の環境が整っていることです。

ところが、花粉症の人はたいてい腸内環境が乱れています。したがって、「腸内環境を整えること」は、オーソモレキュラーによる花粉症治療の重要なルールになります。

「花粉は鼻とか目とか体の表面の粘膜にくっついてそこで悪さをするのに、体の中の腸とどのような関係があるの？」

そのように疑問に思う方もいらっしゃるでしょう。花粉症と腸内環境がどのように結びつくのかをご説明します。

免疫細胞がアレルゲンにさらされると、そのアレルゲンだけに結合するIgE抗体がつくられます。花粉症の検査で、どの花粉に反応しているかを判断するときに測定しているのが、このIgEの血中濃度です。

現在、200種類以上のアレルゲンに対するIgEを測定することができます。つまり、この検査は、花粉が体の中に入ってきた後の反応を見ているわけです。

しかし、そもそも異物なのですから、はじめから体の中に入れなければいいのです。花粉がたくさん飛んでいても、ことごとく皮膚のバリア機能でブロックしたり、粘膜でキャッチして、鼻水や涙、痰などで包みこんで放り出してしまえばいい。

その「対外排除」つまり体の中に入れないという防御システムの最前線のうち粘膜で働くのが、免疫グロブリンの1つである「IgA抗体」(免疫グロブリンAともいいます)です。これは体内でつくられ、体表にある粘膜面に分泌される「分泌型抗体」で、目・鼻・乳腺の出口・尿道・膣など外界と接する粘膜で働きます。

IgAの特徴は、非特異的になんでもくるんで外に出すことです。IgEのように「これだけに反応する」ということはありません。ですから、細菌であろうとウイルスであろうと、またどんな花粉であろうと、外から侵入しようとするものは、ことごとくブロックします。

つまり、IgAがちゃんと出ていれば、スギ、ヒノキ、ブタクサ、ハウスダスト、ダニ、カビなど、吸引性アレルゲンと呼ばれるすべての異物を水際で食い止めることができます。アレルゲンが体内に入らなければ、体がアレルギーの過剰反応を起こすこともありません。

花粉症を発症しないようにする第一関門を、IgA抗体によってつくることができるのです。

このIgA抗体は特別なものではなく、誰もが持っているものです。IgAがもっとも多く含まれているのは、母乳の中の初乳です。赤ちゃんがお母さんのお腹の中にいるときは基本的に無菌の状態なので、IgA抗体もほとんど持っていません。

しかし、産道を通ってはじめて外界へ出て、オギャーと泣いて外の空気を吸い、お医者さんや看護師さんたちの手と接触するうちに、体表のあちこちからばい菌が一気に侵入しようとしてきます。

そうして次々と襲ってくる外敵から赤ちゃんを守り、感染症を防ぐために、お母さんの初乳にはたくさんのIgAが含まれているのです。

母体というのは、本当にすごいですね。その後、母乳中のIgA濃度は日に日に減っていきますが、そのかわりに、赤ちゃんの体内で盛んに分泌されるようになります。

初乳ほどではなくても、IgAの濃度を高く保つことが、花粉症を根本から治す重要なポイントになります。

さまざまな免疫物質は腸から生まれる

前の項目で、「花粉症治療の重要なポイントになるIgAは体内でつくられる」といいました。その生産スイッチのカギを握っているのが腸です。

実は、免疫システムとひとくちにいっても、さまざまなルートがあります。私たちの体内で、免疫システムがある器官は、リンパ節、扁桃腺、胸腺、腸管です。そのうち、腸管は、体内に存在する免疫細胞の約60％が集まる人体で最大の免疫器官といわれます。

私たちの体には、口から肛門までつながった消化管という1本の管が貫通しています。つまり、腸管の中は、体内にありながら外界と接しているわけです。

口からは食べ物のほかにも、細菌やウイルス、カビなどの有害な物質が入ってきます。腸は体に必要な栄養を食べ物から吸収する一方で、細菌やウイルスなど有害なものは吸収せず、便として速やかに排出しなければなりません。そのため、腸にはさまざまなバリア機能、つまり免疫システムが備わっているのです。

次ページの「腸管免疫の概要」を見てください。これは腸管内における免疫システムを

■腸管免疫の概要

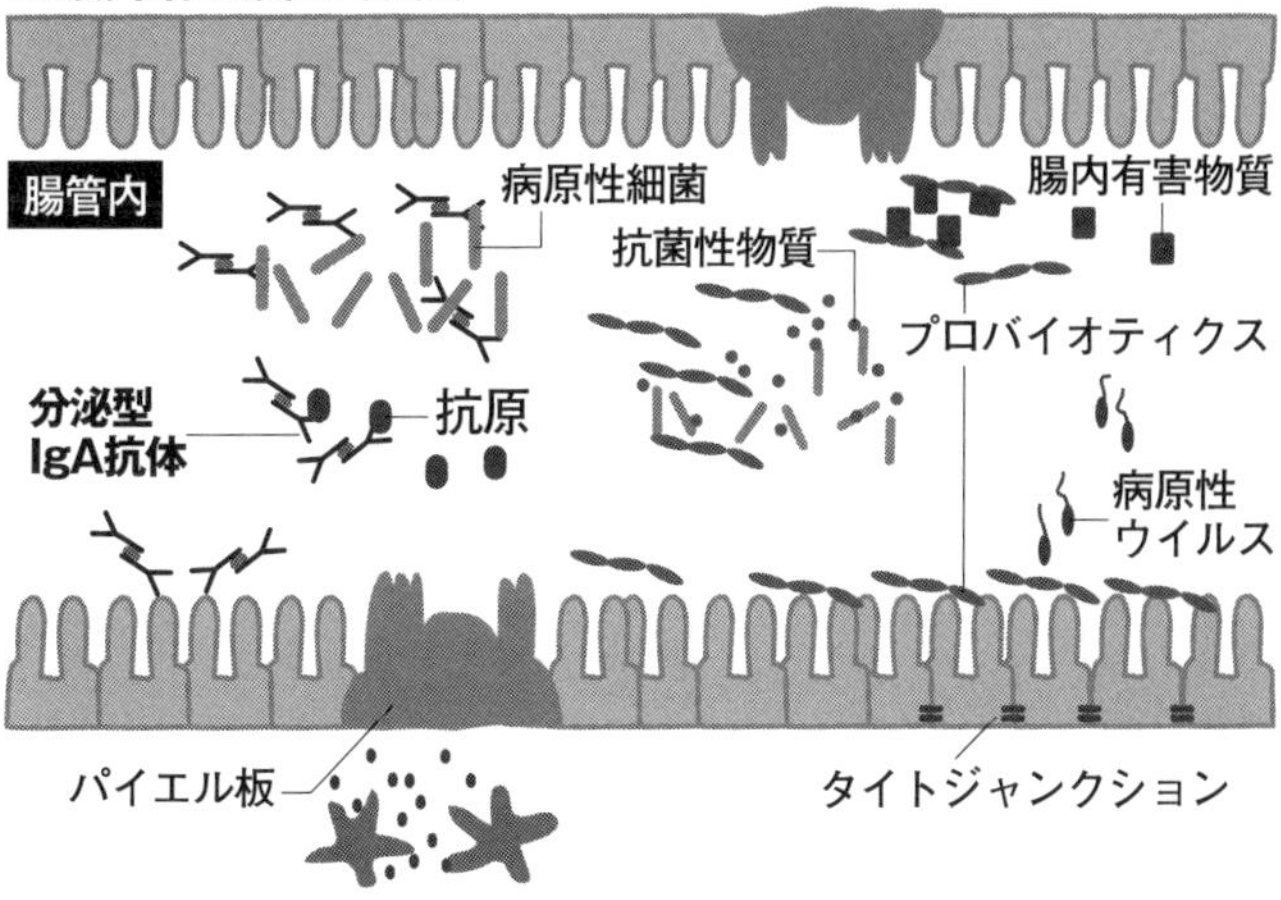

あらわしたものです。

腸管の内壁はネバネバした粘液層によって覆われています。その直下には絨毛《じゅうもう》というヒダが敷き詰められていますが、ところどころに絨毛のないフラットな領域があります。ここはリンパ組織の一種で「パイエル板」と呼ばれます。

腸管では、絨毛が栄養を吸収する役割を担当し、吸収できない病原菌やウイルス、また未消化で高分子のままのものをパイエル板が異物として捕獲します。そして、免疫細胞を通して、全身にその情報を提供します。つまり、パイエル板は免疫応答の入り口の役割を担っているわけです。

たとえば、マイタケなどに含まれるβグル

カンやもずくに含まれるネバネバ成分のフコイダンなど「免疫力をアップさせる」といわれる物質があります。これらの物質はＥＰＳ（多糖体）と呼ばれ、単糖類がたくさん結合してできています。

ＥＰＳは、さまざまな生物が環境に適応するために体外に分泌する物質で、バリア機能や栄養運搬などの役割を担っています。ＥＰＳはキノコや海藻のほかにも、乳酸菌などが多く作り出すため発酵食品でも摂取することができます。

このＥＰＳがパイエル板に取り込まれると、分子が大きいため免疫細胞の１つであるマクロファージが異物と判断します。そして、情報をリンパ球の１つで抗体をつくるＢ細胞に伝えることで、IgAが分泌されます。

IgAは鼻や目などの全身の粘膜面に分泌され細菌やウイルスだけでなく花粉を含めた多くの物質と結合することによって粘膜から体内へ取り込まれることを防ぎます。つまり十分な量のIgA抗体が目や鼻の粘膜面に分泌されていると、すでに花粉症になってしまった人であっても、症状が起こらなくなるのです。

IgA抗体は、ストレスや疲労によって減ってしまうことが知られています。疲れがたまったときに風邪をひきやすくなる理由の１つとして理解されています。またIgA抗体は特に腸に多く存在しているため、ストレスや疲労が重なったときには腸粘膜のIgA抗体が減少し、普段であればアレルギー反応が起こらない食材でもじんましんが出てしまったり下痢になったりしてしまうのです。

このように、腸の中にIgAをつくらせる物質、つまりＥＰＳが重要であり、それを増やすにはキノコやもずくなどの海藻だけでなく、乳酸菌などの摂取もとても有効です。そこで注目されるのが食物繊維です。私たちの消化酵素は食物繊維を分解することができないのですが、乳酸菌は食物繊維をエサに活動を活発にし数を増やします。

善玉菌を増やすには、ヨーグルトより食物繊維

腸内での免疫反応がスムーズに行われるためには、環境が整っていないといけません。腸内環境の良し悪しの決め手として、よく知られているのは、腸内細菌のバランスです。私たちの胃にも小腸にも腸内細菌はいますが、特に大腸には多く、約１００兆個の細菌がびっしりとすみついています。その様子がまるで花畑（フローラ）のようなので「腸内

フローラ」とも呼ばれます。腸内細菌は重さにすると約1・5kg分あり、便の半分くらいは腸内細菌の死骸です。

さて、腸内細菌とひとくちにいっても、約100～500種類ほどがあり、それらは善玉菌、悪玉菌、日和見菌の3つに大別されます。

善玉菌の代表は乳酸菌や酪酸菌、ビフィズス菌などで、私たちの体にとって有用な働きをします。たとえば、蠕動《ぜんどう》運動を活発にして排便を促したり、いろいろなビタミンを合成したりする働きがあります。また、前の項目でも述べたように、免疫力を高める働きもあります。

悪玉菌の代表はウエルシュ菌やブドウ球菌で、腸内を腐敗させて免疫力をダウンさせます。毒素や発がん物資を産生するなどの有害性もあります。

日和見菌にはバクテロイデスや毒性をもたない大腸菌などがあり、善玉菌と悪玉菌との勢力の強いほうに味方します。

これら3つのタイプの腸内細菌が、バランスよく存在しているかどうかによって、腸内環境の良し悪しが左右されます。理想は、善玉菌2・悪玉菌1・日和見菌7の割合とされます。

このバランスが崩れると、大腸内が腐敗して悪玉菌が増え、逆に、善玉菌が減ってしまいます。これが「腸内環境の悪い」状態です。腸内環境が乱れて悪玉菌が増えると、免疫力が下がって花粉症を発症しやすくなります。また、肌あれしたり、疲れやすく、風邪をひきやすくなったり、がんを発症したりすることもあります。

乱れた腸内細菌のバランスを整えるには、いうまでもなく、善玉菌を増やし、悪玉菌を減らすことです。ポイントとなるのは、腸内細菌のほとんどを占める日和見菌です。先にも述べたように、日和見菌は勢力の強いほうに味方をします。

したがって、すでに存在している善玉菌を増やすことが効率もよく重要なのです。

善玉菌を増やすには、エサとなる食物繊維をとることです。

野菜やキノコ、海藻など食物繊維の豊富な食品を意識して食卓にあげるようにしましょう。ただし、穀類やイモ類など糖質の多いものは避けてください。あとの項目でご説明をしますが、糖質は腸の環境を悪化させます。

食事だけで補うのは難しいという人には、サプリメントの活用をおすすめします。毎日、サラダボウルいっぱいの野菜を食べるのは難しくても、数個のサプリメントを摂取することは難しくないでしょう。

善玉菌を増やす食品としてヨーグルトを考える人も多いと思いますが、くりかえし言及しているように、ヨーグルト自体がいいのではなく、含まれている乳酸菌やビフィズス菌などのプロバイオティクス（腸内フローラのバランスを改善し、体によい作用をもたらす生きた微生物）が有効なのです。ヨーグルトには乳タンパクによる害があるので、プロバイオティクスをとるならサプリメントをおすすめします。

ただし、サプリメントで乳酸菌を補うなら、摂取し続ける必要があります。その人の腸内細菌のバランスは、基本的に生まれてくるときにお母さんの細菌バランスを受け継ぎますが（膣や産道の細菌のバランスは腸内細菌のバランスとほぼ同じで、生まれてくるときに母体から細菌を受けとります）、生まれてから飲むお乳によってもバランスが変わり、だいたい生後7日目ぐらいで決まります。

母乳とくに初乳には善玉菌を増やし悪玉菌の生成を抑制するラクトフェリンやIgAが含まれており、母乳か人工乳かによっても善玉菌の割合が変わってくるのです。

そうして一度、腸内細菌のバランスが決まると、腸壁はそれで埋め尽くされてしまうため、後から新しい善玉菌を入れても、なかなか腸内には定着しません。そうして排出されてしまうと、おしまいになってしまいます。

乳酸菌などを供給し、もともと腸内に定着している自前の善玉菌を増やすことができるのが漬け物です。キムチや野沢菜漬けなどは、良質の乳酸菌を含みさらに食物繊維も豊富な食材です。しかもヨーグルトのように乳タンパクによる弊害の心配がありません。

私たちが古来から珍重してきた葉物野菜の発酵食品である漬け物には、腸内環境を整え免疫を高める効果が期待できるのです。

腸内環境アプローチによる劇的なアレルギー治療効果

腸内環境アプローチを行うことで、幼少の頃から患っていたアトピー性皮膚炎をはじめさまざまなアレルギー症状が劇的に改善した方のお話をご紹介します。

Dさんは、３歳の頃からアトピーと小児喘息を発症し、年とともに鼻炎や結膜炎も加わり、８歳のときには扁桃腺の摘出手術を受けるなど重度のアレルギー体質でした。思春期になるとアトピーが増悪して合併症のアトピー性白内障を発症し、17歳で左目の白内障手術を、24歳で右目の白内障手術を受け、両目に眼内レンズを挿入しました。

さらにはアレルギー性の胆のう炎の悪化により25歳で胆のう摘出手術も受けています。その間、いろいろな治療法を試したもののアトピーの症状は一進一退の状況だったそうです。

27歳で当院をはじめて受診されたときは、痛み、かゆみ、体を動かすと皮膚が破けてしまうなどのアトピーの諸症状に加え、朝目覚めても目が回って起きられない、慢性的な食後の腹部圧迫感、さらには不安感・焦燥感といった精神症状も強く訴えられました。また、頻脈や動悸、睡眠障害など自律神経の乱れによる症状も強く、1日外出すると2～3日動けないほど疲れてしまうとのことでした。

初診時に行った、アレルギーの原因となるIgEの総量をみる検査（RIST）では、非特異型のIgE（すべてのアレルゲンに対するIgE抗体）が1万1000IU/mLありました。基準値は170未満IU/mLですから、Dさんの体はアレルギーのオンパレードになるのも無理がないというほど白血球が暴走している状態でした。

さっそくオーソモレキュラーによる栄養療法を指導したところ、IgE抗体の数値は2年で9200IU/mLまで下がりました。とはいえ、まだまだアレルギー症状の強い状態です。

そこで、もっと効果をあげるために、腸内環境アプローチを開始することに。善玉菌を増やすほか抗ウイルス作用や腸管IgAの産生を高める働きもあるラクトフェリン、腸を丈夫にするグルタミン、消化酵素、ビフィズス菌などを使って腸内環境を整える試みをしたところ、わずか1ヶ月で、非特異型IgEは６７００IU/mLに下がりました。来院時の約半分になったのです。また、アトピーの活性度をみるＴＡＲＣは、来院時３９００pg/mLだったところ、９４３pg/mLに下がりました。成人の基準値は４５０pg/mL未満なので、もう一息です。

検査の数値がかなり良くなったことで、皮膚の状態も軽快しました。それと同時に、食後の圧迫感がなくなり目覚めもよくなって、外出して動き回っても疲れがあとを引かなくなりました。なかでも最大の改善ポイントは、不安や抑うつなどの精神症状が軽減したことです。お腹を整えることで精神状態が安定したのは、「脳腸相関」といって脳と腸とは自律神経を介してつながっているためです。脳腸相関についてはコラムで詳しくお話をしているのでぜひ目を通してみてください。

腸を整えることで腸管免疫がよく働くようになると、アレルギーはもちろん心も体も驚くほど状態が安定して、体の中から元気になっていきます。

花粉症の人は腸に穴があいている

さて、近年、腸内環境を悪化させる疾患として「リーキーガット症候群」（ＬＧＳ）が注目されています。Leaky（漏れる）Gut（腸）Syndrome（症候群）の造語で、日本語では「腸管壁浸漏症候群」「腸漏れ症候群」といわれます。

簡単にいえば、腸壁に傷がついて穴があき、そこから体にとって有害な物質が漏れだして体内に侵入し、アレルギーなどさまざまな疾患を引き起こす病態です。

腸は、食べ物が入ってくると、できるだけ小さく分解してから吸収します。タンパク質なら最小単位のアミノ酸まで、炭水化物ならブドウ糖などの単糖類まで分解してから吸収します。分子の大きいまま吸収してしまうと、人体とは別の物質（異物）と判断して、アレルギー反応を起こしやすくなるからです。

さて、腸管の壁は、粘膜細胞がたくさん寄せ集まり、隣同士がしっかりとくっつき合うことでできています。この細胞と細胞の固い結びつきを「タイトジャンクション」と呼びます。健康な腸ではタイトジャンクションによる細胞の結びつきが強く、小さな分子が少量しか通り抜けることができません。とても目の細かいザルによってふるいにかけられているようなものです。そのときには栄養素は、おもに小腸の粘膜上皮細胞にある輸送体を介して必要なものが選択され吸収されています。

しかも不足している栄養素は吸収量を増やし、すでに満たされている栄養素は吸収を控えます。腸は必要な栄養素の吸収を自ら判断し調節しているためゴッドハンドともいわれます。オーソモレキュラーでは腸のゴッドハンドによる調節にゆだねることを重要視しています。そのためサプリメントを用いるときにはできるだけ天然物で活性が強くない前駆物質として作用するものを選びます。

ところが、リーキーガット症候群のようにタイトジャンクションがゆるんでザルの目が粗くなってしまうと、未消化で分子の大きいままのタンパク質や糖、さらに口から入った花粉や細菌、ウイルスなどの有害物質が、どんどん腸壁から漏れでて、やすやすと体内に侵入してしまいます。

さらにリーキーガット症候群は腸だけではなく、全身の粘膜のバリア機能も破綻させ、花粉やハウスダストのような本来害がない物質への過剰なアレルギー反応を引き起こします。

くりかえしますが、このように、リーキーガット症候群は、腸のバリア機能を破壊して、免疫システムをダウンさせ、アレルギー症状などさまざまな炎症を招きます。

花粉症の人は、卵や乳製品などの食物アレルギーを持っていることがよくあります。このように複数のアレルギー反応が起こるのは、リーキーガット症候群によって腸漏れが起こり、タンパク質などが大きな分子のままどんどんと体内へ入ってしまっていることの証といえるでしょう。

それだけではありません。リーキーガット症候群になると、食欲がコントロールできなくなって太りやすくなります。

これは、腸に食べ物が入ると腸の神経ネットワークがそれを察知して、食欲を抑制するホルモンである「ＰＹＹ」（ペプチドＹＹ）を分泌しますが、リーキーガット症候群によって粘膜細胞の結合がゆるむとネットワークも崩れて、ＰＹＹを十分に分泌できなくなるためです。その結果、食事をしても満足感が得られず、食べ過ぎてしまうのです。

また、リーキーガット症候群は糖尿病の原因にもなります。仕組みはこうです。

腸の神経ネットワークが炭水化物を認識すると、粘膜から「ＧＬＰ－１」という物質が分泌されます。ＧＬＰ－１は、膵臓に働きかけてインスリンを分泌させ、血糖値をあまり上げないようにする働きがあります。したがって、リーキーガット症候群によって腸のネットワークの結びつきが弱くなるとＧＬＰ－１の分泌が減り、インスリンが出にくくなります。その結果、血糖値がなかなか下がらず糖尿病になりやすくなるのです。

さらに、腸から侵入した異物は、肝臓や筋肉、脂肪、自律神経などに炎症を起こします。とくに、体内の解毒作用を担っている肝臓は大きな影響を受けます。肝臓による解毒作用が低下すると、毒素が体内にまわることになり、さらに健康障害を起こすという悪循環に陥ります。

腸のバリア機能を破壊するリーキーガット症候群は、食事が原因

それでは、リーキーガット症候群はどのようにして起こるのでしょうか。

リーキーガット症候群は、わかりやすくいえば、腸の粘膜が弱くなった状態です。

それにはさまざまな原因が考えられます。栄養素の吸収の中心は小腸で胃のすぐ下にあります。胃は胃酸のために強酸性の環境です。そのため小腸の上部である空腸は胃酸の影響を受けるため乳酸菌に代表される比較的酸に強い腸内細菌が存在します。腸内環境を整

えるためには胃酸が十分に分泌され小腸の腸内細菌のバランスを保つことがとても大切なのです。

胃の不快な症状を抑えるために胃酸の分泌を抑制する薬がよく使われますが、この薬の長期間の使用によって小腸上部の環境が変化し腸内細菌のバランスが乱れ、リーキーガット症候群の原因になります。

次に知られているのが、カンジダ感染です。カンジダはカビの一種であり健常な場合でも見られるため常在菌として認識されています。ところが腸内のカンジダは、時に腸粘膜に微少な炎症を引き起こし、その結果としてリーキーガット症候群となるのです。

女性の膣カンジダは免疫が低下したときに繰り返し起こることが知られていますが、腸の粘膜でも同様に通常では悪さをしないカンジダが何かのきっかけで増えたり活動が増すことによってリーキーガット症候群となるのです。

他にも乳製品に含まれるカゼインと小麦に含まれるグルテンがあります。これらはともに通常の消化酵素では分解されにくいため腸内にとどまります。消化されず小腸の粘膜にとどまったグルテンやカゼインも腸の粘膜に微少な炎症を引き起こし、リーキーガット症候群の原因になってしまいます。

安易な抗生物質の投与は、腸内細菌のバランスを乱すだけでなくカンジダが活性化されてしまうことも多く注意が必要です。

そして特に注意すべきなのが糖質の影響です。吸収されずにとどまった糖質は、腸内においてはカンジダを含めた悪玉菌のエサになります。つまり腸内細菌のバランスを大きく乱すのが腸内にとどまった糖質であり、リーキーガット症候群にとどまらず便通の異常や多くの腸のトラブルの原因になります。

ところで、糖質制限によってお腹が張ったりガスが増えたり、便秘や下痢など便通のトラブルが起こることがあります。これらの多くは、糖質制限によって増えたタンパク質や脂質を十分に消化吸収することができず、未消化なタンパク質や脂質が大腸に届いてしまったことが原因であることがほとんどです。このような場合には消化しやすいように料理方法を工夫したり、消化酵素を用いながら食事をすることが必要になります。

また、腸の細胞の働きが悪くなって蠕動作用が落ちると、有害物質がいつまでも停滞して腸内の腐敗が進み、腸内細菌のバランスも悪くなります。腸内細菌は、腸の粘膜細胞とともに腸壁のバリアを築いています。したがって、腸内細菌のバランスが崩れたり、数が激減したりすると、腸壁のバリアが弱くなりリーキーガット症候群が起こります。

さらにお酒の飲み過ぎもよくありません。アルコールは腸のタイトジャンクションをゆるめ、リーキーガット症候群の原因になるだけでなく、血管壁の透過性を高めます。たとえば、お酒を飲むと翌朝顔がむくむという方もいらっしゃると思います。これはアルコールによって血管から水分やミネラルなどが浸みだしてしまったことが原因です。

リーキーガット症候群を防いだり改善したりするには、こうした腸にとって好ましくないものを極力口にしないようにし、腸にとって有害な環境を改善して、腸内細菌のバランスを保つことです。

そして、腸の粘膜保護作用があるグルタミン、腸の免疫細胞に作用するビタミンA、ゆるんでしまった粘膜細胞の結合を強化するビタミンDなど、腸のバリア機能を高める栄養素を十分にとることも大切です。

とくに、ビタミンDは、アレルギーの根本治療において、非常に大事な役割を果たす栄養素です。また、最近の研究によって、ビタミンAもDとともに腸管免疫を介した全身の免疫を調節する重要な栄養素であることがわかってきました。次の項目で詳しくご説明をしますので、あわせて目を通してください。

コラム

「第2の脳」とも呼ばれる腸は人体最大の免疫器官

免疫システムのコントロールタワーは脳の視床下部にありますが、腸には脳からの命令とは別に、独自の判断で働く免疫システムがあります。

たとえば、見た目などから脳が「大丈夫」と判断して食べたものが腐っていた場合、腸は消化・吸収をストップし、下痢をすることで有害なものをいち早く体外に排泄しようとします。

これは腸による独自の働きで、脳が考えるより先に腸が反応しているわけです。

さらに、ドーパミンやセロトニンなどは脳内だけでなく、腸でもつくられます。

とくに、不安感をなくし精神を安定させることから「幸せホルモン」と呼ばれるセロトニンは、その約90％が腸でつくられています。

腸でつくられたセロトニンなどの神経伝達物質は、その前駆体が血液を介して脳内にも影響を与えるため、腸は体だけでなく心の健康にも重要な役割を担っているのです。

このように、腸は独自の神経ネットワークを持っていることから「第2の脳」とも呼ばれます。

「第1の脳」と「第2の脳」とは、自律神経やホルモン、神経伝達物質によってお互いに影響を与えあっています。

これを「脳腸相関」といいます。

たとえば、ストレスを感じるとお腹が痛くなったりするのは、脳が自律神経を介して腸にストレスを与えているからです。

反対に、たとえば、腸の働きが悪くなって便秘をすると脳はストレスを感じ、不快な気分になります。

森永乳業によるアンケート調査でも、お腹の調子が悪いときに感じる不調として21・7％の人が「イライラする」と答えています。

このように、腸の環境が悪くなると、心や精神にも悪影響を及ぼすことになります。

寄生虫博士として知られ免疫や伝染病研究の第一人者である藤田紘一郎先生は、ご著書の『脳はバカ、腸はかしこい』（三笠書房）の中で、「幸せな脳は腸がつくる」と語っておられます。

そもそも昔から「腹を立てる」「腹を決める」「腹に落ちる」「腹を割る」などといい、私たちは腹と心を結びつけて考えてきました。

そのことが現代科学によって実証されるようになってきたといえるかもしれません。腹つまり腸内環境を整えることは、毎日健康で幸せに暮らしていくために、とても重要なことなのです。

第3章

花粉症は1週間で治る！

トランプ前米大統領のコロナ治療薬として一躍脚光を浴びたビタミンD

ここまで、花粉症を完治させるには、そもそも花粉を寄せつけない、たとえ侵入しても負けない体をつくることであり、それができるのはオーソモレキュラー療法だというお話をしてきました。

多くの食事療法の場合、体質を改善するにはある程度の時間がかかります。しかし、オーソモレキュラーには花粉症に特効薬のように効く方法があります。

それがビタミンDです。

『花粉症は1週間で治る！』という本書のタイトルを読んで「本当に⁉」と半信半疑の方もいらっしゃると思います。でも、本当です。自信を持って断言します。ビタミンDは、わずか1週間で体を生まれ変わらせるための切り札であり、花粉症を撃退するための最強の武器になります。

かつては、ビタミンDは、骨の主成分であるカルシウムの働きを助ける作用があり、不足すると骨が軟化してもろくなり、小児ならくる病を、成人なら骨軟化症や骨粗しょう症を引き起こす「骨のビタミン」として知られていました。

その後、さまざまな研究によって、ビタミンＤは、脳や心臓、腸、血管、筋肉など全身の細胞に直接働きかけるホルモンのような働きを持つ生命維持に欠かせない栄養素であることがわかり、ヘルスケアのキーとして次第に注目されるようになってきました。

とりわけ重要な役割を担っているのが免疫に対してです。まるで特効薬のようにアレルギー症状を鎮める作用のあることが次々と明らかになっています。

そのビタミンＤの健康作用、とくに免疫に対する驚くほどの効果が世界的に知られるようになったのは、奇しくも私たちを苦しめた新型コロナウイルス感染症のパンデミックによってです。

「はじめに」でも少し触れましたが、元アメリカ大統領のトランプ氏は在任中だった２０２０年にコロナに感染し、10月２日に首都ワシントンの医療センターに入院。その時点で血中酸素濃度は93％と正常範囲の95％を下回っており、74歳（当時）と高齢だったこともあり、かなり重症で危険な状態とみなされました。このとき医師団が行ったのが、抗体カクテル療法（コロナウイルスに対して効果が高いと判断された２種類の抗体を組み合わせて点滴で投与する方法）と同時に、ビタミンDと亜鉛とを投与することでした。

治療が功を奏し、トランプ氏は陽性と判定されてから1週間と経たずに回復してホワイトハウスに帰還、このことが世界中に報道され、日本でも話題になりました。

実は、当時アメリカでコロナ対策を主導していた国立アレルギー感染症研究所のファウチ所長が「ビタミンDが欠乏していると感染症にかかりやすくなる。そのため、摂取を推奨しても構わないと考えている。わたし自身もDのサプリメントをとっている」と語るなど、アメリカではすでにビタミンDは免疫力を上げてサイトカインストーム（炎症を起こす免疫細胞の働きが暴走した状態）を防ぐことが知られてきており、コロナに対する効果を調べる研究も多数行われていました。

たとえば、コロナ真っ盛りの2020年3月〜6月にPCR検査を受けた米国50州約19万人のうち、PCR検査を受けるまでの1年以内にたまたまビタミンD濃度を測っていた人たちをピックアップし、ビタミンDの血中濃度とPCRの陽性率を調べた研究では、ビタミンD濃度が上がれば上がるほど、PCRの陽性率が下がるという結果が出ています。

また、コロナに罹患して重症化し集中治療室に入っている人たちを、ビタミンDを飲ませるグループと飲ませないグループとに分け、死亡率を比較するという驚くべき研究も行われました。

結果は、血中のビタミンＤ濃度が20ng/mL以下の場合の死亡率は99％、30ng/mL以上なら４％という、これまた驚きの数値が出ています。

死亡率が減ったりＩＣＵ（集中治療室）の滞在日数が減ったりするというのは、治療効果があるということを意味します。

先ほどの研究はビタミンＤの感染予防効果をあらわすものでしたが、こちらはビタミンＤにはコロナ感染症を治療する効果もあるということをあらわしています。

このように、ビタミンＤが免疫システムにとって重要な栄養素であり、コロナにも有効であるというエビデンスが集積され、また同時に研究されていた亜鉛についても、新型コロナウイルスが侵入した細胞の中で自己複製による増殖を抑える作用が認められるようになりました。

こうしたビタミンＤと亜鉛との持つ作用は多くの医学論文で発表され、２０２０年10月頃までにはアメリカなど諸外国において、コロナの治療プロトコールにビタミンＤや亜鉛などを含めるのが一般的なものとなっていました。

こうした経緯を踏まえると、ホワイトハウスの医師団がトランプ氏にビタミンＤと亜鉛とを投与したことは、決して特別なことではなかったといえそうです。

トランプ氏に限らず、ビタミンDや亜鉛などの栄養素を投与されて重症のコロナ感染から回復した方は少なくありません。

ところが、日本では、トランプ氏の脅威的な回復については盛んに報道されたものの、ビタミンDの治療効果まではあまり報道されませんでした。

これは、日本の政府が、ニセの情報が拡散して国民がパニック状態になるのを防ぐために、WHOが提唱している情報以外を徹底的に統制していたためです。

WHOからは、ビタミンDの治療効果についての公式見解は出されていません。おそらくエビデンスが確固たるレベルにまで達しないと推奨しないのでしょう。

そのため、日本では治療薬やワクチンに関する情報はたくさん流れましたが、ビタミンDをはじめ「コロナに有効な栄養素」の情報はほとんどメディアで取り上げられませんでした。

しかし、それでも健康に敏感でアンテナを張り巡らせている人たちは情報をキャッチしており、それがじわじわと広がっていったのでしょう。

少なくとも免疫力を高めるのにビタミンDが有効だということは、コロナを機に多くの人に知られるようになったと感じます。

ちなみに、これも「はじめに」で触れましたが、当院の患者さんでもオーソモレキュラーがコロナ感染に対して、有効であった事例が多くありました。

みなさん、オーソモレキュラーを行うと同時に、ビタミンDのサプリメントを摂取して血中濃度の高い状態を維持されていることが大きかったと思います。

たとえば、65歳のCさんは、家族５人全員が感染したものの、ご本人は無事でした。詳しくは後のほうの項目でお話ししますが、Cさんは子宮頸部のがん治療を行っており、ビタミンDを大量摂取されています。

そのため血中のビタミンDはものすごく高い状態です。それが効いていたのでしょう。

まずご主人、次に息子さんとそのお嫁さん、そして2人のお孫さんとご家族が次々と感染してしまい、Cさんが全員をご自宅で看護されたそうです。家族に1人でも感染者がいると、常にウイルスに暴露されることになり、家庭内感染を防ぐのはなかなか難しいもの。5人ともなれば、相当な量のウイルスにさらされ続けていたはずです。

にもかかわらず、感染することなく過ごすことができたというのは、粘膜免疫や皮膚のバリア機能、さらに全身免疫の機能が、いずれもしっかりと働いて役割を果たしていたということです。

決め手はビタミンD！　花粉症を撃退する最強の武器

ビタミンDの花粉症に対する効果に話を戻しましょう。私自身、オーソモレキュラーをはじめたことで花粉症やアトピー性皮膚炎はどんどんよくなり、薬を使う量もだんだん減っていったのですが、花粉の飛散のピーク時だけは、抗アレルギー剤が必要でした。

それも必要なくなったのは、ビタミンDの効果を知り、意識して摂取をするようになったことがきっかけです。

オーソモレキュラーの基本は必要な栄養素を理想的に補うことですが、日本でのビタミンDの摂取量の基準値があまりにも低いため、盲点になっていたのです。

私はビタミンDを飲みはじめてから風邪をひかなくなりました。正確に言うと、「ちょっと鼻がグジュグジュするな」と感じてもしっかり食事をとって早めに寝ると、翌日にはすっきりしています。

日本でこれほど多くの人が花粉症に悩んでいる大きな原因の1つは、ビタミンD不足にあると私は確信しています。実際、花粉症の患者さんにビタミンDをきちんととってもらうと、劇的に改善することが多いのです。

ビタミンDは食材からの供給とともに実は、皮膚に紫外線があたることで体内でも合成されます。皮膚の下でコレステロールを材料に紫外線があたるとビタミンDができるのです。そのためビタミンDの血中濃度には季節性の変動があることが知られています。

日照時間が長く紫外線の強い8月はもっとも血中濃度が高く、日照時間が短く寒いため紫外線にあてる皮膚の面積が少ない2月がもっとも血中濃度が下がります。

そのため、昭和30年までは栄養状態が悪く緯度が高くて日照時間の少ない東北地方などの地域ではビタミンDが不足しやすく、子どものくる病や大人の骨軟化症が多かったのです。

食べ物が豊富になった現代になって子どものくる病が増えたのには、若い女性のダイエット志向とともに昨今の美白ブームが関係しているという指摘があります。

日本女性の多くが、たとえば夏でも長袖にUVクリーム、さらに日傘をさしたり帽子をかぶったりするなど紫外線を極端に避けるようになったことで、母体となる女性もまたビタミンD不足になったというわけです。

ダイエットをくりかえし、紫外線を避けてきたお母さんの母乳にはビタミンDが不足しているのでしょう。くる病と診断される赤ちゃんの多くは母乳によって育てられ、人工ミルクで育てられた赤ちゃんにはくる病がいないことが報告されています。

このこと1つで母乳保育が悪いということではありませんが、母乳かミルクかというよりも赤ちゃんにとって必要な栄養素が含まれているのかどうかが大切なポイントになります。

近年になり花粉症の低年齢化が指摘されていますが、これらの事実が関係しているのではないかと考えています。

欧米では以前からビタミンDが不足しやすいことが認識されており、さまざまな対策がとられてきています。

たとえば、緯度の高い北欧では夏場に日光浴をしたりサプリメントで補うことが習慣になっていますし、アメリカでは国の指導によって牛乳や小麦などビタミンDを添加した強化食品がたくさんでています。

日本でも、昔はビタミンＤやＡが豊富なタラの肝臓をしぼり、その油を凝縮した肝油を子どもに飲ませる習慣がありました。戦後しばらくは全国の小学校を中心に肝油のドロップが販売されていたこともあります。

しかし、国の復興とともに食が豊かになり国民の栄養状態が向上して、くる病の子どもが減ったことで、その習慣もすたれていきました。近年まで、くる病でなければビタミンＤは足りていると思われていたからです。

現在でも、日本内分泌学会や日本骨代謝学会が推奨するビタミンＤの血中濃度は30ng/mLです。この数値は、これより下まわると骨がもろくなる確率が高くなるもので、いわば摂取の最低ラインといえます。

ところが、東京慈恵会医科大学が行った調査によると、対象者５５１８人のうち98％が30ng/mLに達していなかったとのこと。

つまり、日本人の98％は、それでなくても低めの目標値にすら達していない、相当なビタミンＤ不足であることが明らかになったのです。これでは骨を守ることもできません。ましてや、感染予防などできるはずありません。

実は、先ほどの「トランプ前米大統領のコロナ治療薬として一躍脚光を浴びたビタミン

D」の項目でご紹介したビタミンDの血中濃度とPCRの陽性率を調べた研究では、ビタミンDの血中濃度が55ng/mLぐらいになるとプラトー（上昇も下降もしない停滞状態）になることも示されています。

つまり、コロナ感染症をしっかり予防するには、ビタミンDの血中濃度が55ng/mLは必要だということです。ということは、日本人の98％はコロナウイルスに対して無防備の状態ということです。

PCR検査は喉の粘液を採取して調べます。この研究結果からわかることは、血中ビタミンD濃度の高い人は、喉の粘膜レベルでコロナウイルスを防ぎ、体内に入れていないということ。

ウイルスより花粉のほうがはるかに大きいですから、花粉はもっと入りづらいことは明白です。

ちなみに、私自身のビタミンD血中濃度はだいたい120ng/mLぐらい。昨年、コロナが5類に移行してからはマスクをはずして過ごしていますが、コロナともインフルエンザとも、もちろん花粉症とも無縁です。

ビタミンDがもっとも重要視しなくてはいけない栄養素の1つであることが、コロナによってますます浮き彫りになったといえそうです。

花粉症の完治を目指すなら、なおさらです。ビタミンＤ欠乏による症状は、骨より先に花粉症などのアレルギー症状としてあらわれます。

ビタミンＤは免疫システムの陰の立役者

そもそもビタミンＤが免疫に深く関わっていることがわかったのは、アメリカで結核にかかるのは圧倒的に黒人が多いことがきっかけでした。しかも、発症すると白人より黒人のほうが重症化しやすく、その理由を探る研究がはじまったのです。

当初は、黒人のほうが貧困率が高く栄養状態が悪いために、免疫力が落ちて結核になるのではないかと推測されました。しかし、裕福な階層の黒人も同じような罹患率であったことから、人種に関係していると考えられるようになったのです。

皮膚にはバリア機能があり、紫外線にあたるとメラニン色素をつくって肌色を黒くします。これは、皮膚表面にメラニン色素を並べることで、紫外線が直接皮膚にあたらないようにして、細胞核などを守るためです。

つまり、肌色の黒い人ほど、紫外線を通しにくく、そのぶん、日光の恩恵を受けにくくなります。

黒人はもともと、紫外線の強い赤道付近の地域で、裸に近いかっこうで生活をしていました。そういう環境で生きていけるような遺伝子を持っているのです。

そのような人たちが、緯度の高い北米で洋服を着て生活をするようになったことで、太陽によって得られるビタミンDの濃度が著しく低下したのではないかという仮説が立てられ、検査によってそれが実証されました。

これによりビタミンDが免疫と深く関係していることが明らかになったのです。

次に疑問が出てきたのは、なぜ風邪は冬に多いのかということです。それまで、寒さや乾燥によって免疫力が低下することや、そうした冬場の環境がウイルスを増殖させるのに適していることが原因だと考えられていました。

しかし、ビタミンDの研究が進むなかで、ビタミンDが細胞の核に直接作用していることがわかってきました。細胞核には「生命の設計図」といわれる遺伝子があります。

簡単にいえば、遺伝子には、どんなタンパク質からどんな細胞をつくり、どんな組織をつくるかという情報が格納されています。

ビタミンＤが細胞核に作用するということは、すなわち、ビタミンＤが遺伝子情報のなかのある特定のタンパク質をつくりなさいと指令を出しているということです。

そして、ビタミンＤが指令を出してつくらせているものには、抗菌ペプチド（小さなタンパク質のかたまり）があるということが突きとめられました。抗菌ペプチドには細菌やウイルスを攻撃して殺す作用があります。

冬になって日照時間が短くなると体内のビタミンＤの濃度が下がります。すると、抗菌ペプチドの量が減り免疫力が弱まることで、風邪をひきやすくなるのです。

いわゆる風邪症状とビタミンＤについての研究報告もあります。

閉経後のアフリカ系アメリカ人女性２０８人のうち、半数の人には毎日８００IU（国際単位）のビタミンＤを経口投与し、残り半数の人にはプラシーボ（疑似薬）を与えたところ、プラシーボを飲んだ人たちには変化はなかったものの、ビタミンＤを投与した人たちのほうはインフルエンザを含めた風邪の諸症状の訴えが１／３に減りました。

また、興味深いことに季節性の変動もなくなりました。つまり、冬だからインフルエンザや風邪にかかるということがなくなったのです。

約2年にわたる実験の後半では、ビタミンD投与群の摂取量を1日2000IUまであげました。すると、風邪やインフルエンザにかかる人は完全にいなくなったというのです。

また、アトピー性皮膚炎の症状が冬場に悪化することにもビタミンDが関与していることがわかりました。ビタミンDの受容体は皮膚の表皮の角化細胞にもっとも多く、皮膚にはβ―ディフェンシンという抗菌ペプチドがたくさん出ています。これは、皮膚上の常在菌から体を守るほか、皮膚のバリア機能を調節する働きもしています。

ところが、冬場になるとビタミンDが減ってくるため、抗菌ペプチドが出にくくなります。すると、皮膚にいる悪玉菌によってアトピーの炎症が悪化し、赤くなったりかゆみが増したりするのです。

これまでアトピーの治療法として、

「冬になって皮膚が乾燥すると悪化してかゆくなるから保湿が大事」

このようにいわれてきましたが、実は、まったく違う理由だったのです。

さて、前の項目で、花粉症などのアレルギーは、免疫の過剰反応が原因であるとのお話をしましたが、ビタミンDには免疫の過剰反応を抑える働きもあります。

さらに、最近になって、ビタミンDは、粘膜を再生し、細胞間の結合を接着させるクローディンという物質の生成の調節もするなど、タイトジャンクションに密接に関係していることがわかりました。

つまり、ビタミンＤには腸の粘膜細胞を丈夫にしてリーキーガット症候群を防ぎ、腸内環境を整えてIgE抗体やIgA抗体などの免疫物質の産生や働きを正常化し、腸の免疫システムを強化させる働きがあるということです。

そして、最近注目されていることがもう1つ、インスリンとの関係です。インスリンは膵臓で合成されますが、その合成と分泌にビタミンＤが深く関わっていることがわかってきたのです。ビタミンＤには血糖値を改善させる働きもあるのです。

血糖値の変動はリーキーガット症候群とともに自律神経失調症の原因にもなり、ビタミンＤの重要性をあらためて認識することができると思います。

ここまで見てきたように、ビタミンＤには、抗菌タンパクをつくったり、免疫の暴走を制止したり、腸の粘膜細胞を強化したり、リーキーガット症候群を防いだりと、さまざまなルートから免疫力をアップして、花粉症などのアレルギー疾患から守る働きがあります。

ビタミンＤはまさに花粉症の特効薬といえる栄養素なのです。

ビタミンDはサプリメントで賢く補う

ビタミンDが花粉症の根本治療に不可欠な栄養素であることはご理解いただけたと思います。

それでは、どのくらいビタミンDをとれば効果を得られるのでしょうか。

私たちの体がビタミンDを獲得するルートは2つあります。1つは、食べ物から摂取する方法、もう1つは日光を浴びて紫外線によって皮膚でつくる方法です。このうち、メインとなっているのは後者です。

ビタミンD不足を起こさないためには、しっかりと太陽の光を浴びる必要があります。ところが、先ほども述べたように、紫外線による老化やがんの発症の恐れから、子どもから高齢者まで多くの人が日焼け止めを塗るなどの紫外線対策をするようになりました。とりわけ女性は美白願望もあいまって極端に日差しを浴びることを嫌がります。

しかし、紫外線による皮膚がんのリスクに関していえば、オーストラリアやニュージーランドに比べると日本の皮膚がんの罹患率は100分の1ぐらいと、さほど高くはありません。白人に比べると肌色の濃い日本人は紫外線から受けるダメージが少なく、皮膚がんになりにくいのです。

女性も骨や皮膚のターンオーバーの盛んに行われている10代の成長期のうちは、「美白」など気にせず、しっかりと日差しを浴びるべきです。骨量は思春期に爆発的に増え、20歳の頃にピークに達します。ここで生涯における最大骨量を獲得し、あとはそれを使い続けることになります。

近年、骨細胞には全身の細胞を活性化する働きがあり、丈夫で健康な骨をつくることは見た目の美しさと健康の重要なカギになることがわかってきました。

骨の成長期にしっかりと紫外線を浴びないと、将来、肌色は白くても、骨はスカスカで肌にはシワやたるみが目立つようになってしまいます。やはり太陽の光を浴びることが生き生きと過ごすうえで必要なのです。

さて、もう一方の獲得ルートである食べ物ですが、こちらはもともと補助的な方法であり、普通に食事をするだけでは必要量をまかなうのはとうてい難しいといえます。

たとえば、ビタミンDはサケやイクラ、スジコ、うなぎ、サンマ、イワシ、ししゃもなど脂肪の多い魚や、太陽の日差しをたっぷり浴びた干ししいたけやキクラゲに多く含まれています。これまで日本人は1日の摂取量の93％を魚からとっていましたが、食生活の欧米化などによって、日本人の魚類の消費量は激減し、肉類に逆転されています。

オーソモレキュラーではタンパク質の摂取のために肉類を食べることをすすめていますが、残念ながらビタミンDの含有量はさほど多くありません。貝類、豆類、穀類、イモ類、野菜、海藻、果物にいたっては、ほとんど含まれていません。

また、干しシイタケやキクラゲも機械乾燥させたものにはビタミンDは含まれていません。

このように、ビタミンDは含まれている食品と含まれていない食品がはっきり分かれています。ビタミンDが豊富に含まれる魚類やキノコ類を使った料理を、意識してメニューにとり入れることが大切です。

しかし、どんなに頑張っても、食事から必要量をすべてまかなうのは厳しいもの。まして、紫外線にもあたりたくないとなると、理想的な体になって花粉症を撃退するほどのビタミンDを確保するのは難しいといわざるをえません。

そこで重要になってくるのが、サプリメントによる補給です。ノルウェーやアメリカなど欧米諸国においては、昔からビタミンDの摂取源としてサプリメントが推奨されてきました。

オーソモレキュラーの効果を上げるには、サプリメントによるビタミンＤの摂取が欠かせません。

このようにいうと、

「ビタミンＤは脂溶性だから、とりすぎると体内に蓄積されて過剰症を引き起こすのでは？」

という声が聞こえてきそうですね。

ここで思い出していただきたいのは、「日本の摂取量の基準値は極めて低い」ということです。

厚生労働省によるビタミンＤの１日の摂取量の目安は年齢性別を問わず５・５μg、国際単位で２２０IUです。

しかし、代替療法（西洋医学の領域に属さない療法のことを総称したもの。健康保持やストレスに対する心身医学や中国医学などが優れており、保健・予防を目的として自然治癒力の向上や人間のライフスタイルの改善を図っている）の権威的な存在であるＡＣＡＭは、２０１５年の学会においてビタミンＤの血中濃度の推奨範囲は50～80ng/mLであると公式に示しました。

ちなみに日本のある検査会社の基準範囲は5・5〜41・4 ng/mLでありACAMの推奨範囲の下限にも達していません。このことはほぼ日本人全員が望ましい範囲から見るとビタミンDが不足しているということです。

日本ではもっぱらビタミンDの欠乏症であるくる病の発症を予防できる最低量が、そのまま摂取の目安になっているのです。

それでは、ここで人間ドックや健康診断などで使われる基準値がどのように算出されるものか説明しましょう。

基準値というのは、簡単にいえば、健康と考えられる100人のうち上下2・5人ずつを除いた中間の95人が含まれる範囲です。一見、問題がないように思われますが、実は、ここにはからくりがあります。

日本には検査会社がいくつかありますが、実は、検査結果に用いられる基準値はそれぞれ異なります。それは検査会社によって採用している検査機器が異なっていることや、基準範囲を決めるためのサンプルになる母集団が異なるためです。

基準範囲を決めるための母集団には厳しい条件が示され、人数も正確性を高めるためにできるだけ多人数であることが推奨されています。

ところが検査会社が持っている検査機器毎に多くのボランティアを募って基準範囲をつくることは現実的に不可能です。そのため基本的に母集団は社員であることが多く、もっとも少ない会社の母集団は20人程度です。20人の平均値で基準値をつくっているものが正常を示していないであろうことは容易に想像することができると思います。

ビタミンＤについてはどんなに厳密に多人数の母集団を設定しても結果は同じになります。それは、日本人にはもともとビタミンＤ不足の人が多いのですから、不足している人たちを１万人集めて平均値をとったところで、本当に最適な量になるはずがありません。ですから、私は日本の基準値はまったくあてにしていません。

余談ですが、私が国家試験を受けた平成元年頃までは「正常値」といっていました。しかし、正常をあらわすものではないことから、その後、「基準値」といい改められたのです。

そうして基準値がまるで健康な値であるかのように一人歩きしてしまっているのです。

このように、日本の基準値の決められ方から考えても、また、それをＡＣＡＭによる健康な推定最適濃度と比較をしても、日本人のほぼ全員がビタミンＤ不足に陥っていることがわかります。

そのような状況ですから、サプリメントも日本製のものは含有量の極めて少ないものが主流です。

ビタミンDの過剰摂取については、2016年に『いわゆる「健康食品」に関する検討ワーキンググループ』によって「とりすぎに注意しましょう」というレポートが出されました。しかし、それに対して日本ビタミン学会はすぐさま反論しています。

「ワーキンググループの報告でとりあげられているのは、ビタミンDの摂取量が1日24万IUという通常ではありえないような例であり、それをもとに、世界的にも不足が問題視されているビタミンDを、過剰症があるから注意しろと国が誘導するのは如何なものか」

このように疑問を呈しています。

現在のところ、まったく安全でしかも効果をきちんと得られるのは1日2000IUといわれます。ちょうど、ACAMによる健康な推定最適濃度の最低レベルと同じです。ほとんどの日本人がこれまで考えていたよりも、はるかに多い量を摂取しても安全だということです。

ビタミンDのサプリメントは天然に近いものを選ぶ

サプリメントでビタミンDを補うときに１つ注意してほしいことがあります。天然に近いかたちのものを選ぶということです。

どういうことかご説明しましょう。

天然のビタミンDには、シイタケなどに含まれる植物由来のD２と、魚の肝臓などに含まれる動物性のD３に分けられます。私たちの皮膚内の細胞で合成されるのはD３です。

基本的な流れとして、食べ物によって体内に入ったビタミンDや、皮膚内で合成されたビタミンDの前駆体は、いずれもまず肝臓へ送られます。

そこで水酸化作用を受け、25（OH）ビタミンD３に代謝され、その状態で血中に蓄えられます。これはまだ活性を持っていない、いわば眠ったままの状態です。

その後、必要が生じると、腎臓へと送られ、さらに水酸化されて活性型のビタミンD３（１α―25（OH）２ビタミンD３）に変化。カルシウム代謝の調節をすることが重要な役割であり、それが、これまで知られていたものでした。

ところがここで紹介しているような免疫の調節などさまざまなビタミンD3の機能は、活性を持たない25（OH）ビタミンD3として全身の組織に運ばれ、その部位の細胞によって取り込まれ活性型へ変換されることが理解されるようになりました。

病院で骨粗しょう症の治療薬として処方されるビタミンD剤は、薬剤としての強い作用が求められるため、主に活性型が使われ、その効果とともに高カルシウム血症などの副作用も生じることが知られています。

しかし、オーソモレキュラーでサプリメントを使うときの基本は、活性型になる1つ前の段階の前駆体の状態のもの（プレカーサーまたは前駆物質といいます）を補うことです。つまり、より天然に近い状態のものということです。

ビタミンDでいえば、肝臓で代謝されて血中に貯蓄される25（OH）ビタミンD3の状態です。

この状態でたくさん補っておくと、体は必要なときに必要なだけビタミンDを活性化して、不足している組織へと送り込むことができます。また、プレカーサーの状態では体内で勝手に作用することができないため副作用を防げます。

要するに、材料であるプレカーサーのビタミンDをたくさん補給して、実際の活用は体に任せようというのが、オーソモレキュラーのやり方です。

したがって、サプリメントを購入するときは、成分表示を見て25（ＯＨ）ビタミンＤ３であることを確認してください。もし、記載のない場合は、含有量の単位がIUであればプレカーサーと考えていいでしょう。

まずは1日２０００IUを目安に摂取してみてください。早い人なら1日で効果を感じられます。もともとの体内濃度が低い人は効果があらわれるのに数日かかることもあるので、手応えが薄いようなら、もう少し摂取量を増やしてみてもいいでしょう。

その程度なら、過剰症の心配はまずありませんが、もし、頭痛などの変調を感じる場合は減らしてください。

なお、国産のものは含有量が低いため、インターネットで外国産のものを手に入れる方もいらっしゃると思います。海外で生産されたサプリメントは含有量が高く、値段も手頃なものが多いのですが、原材料に羊の毛を使っていることがよくあります。

羊毛に紫外線をあてるとビタミンＤが合成されるので、それを抽出してつくっています。毛糸として利用できない品質の羊毛を使っているため安くつくれるのがメリットです。羊毛からつくられたビタミンＤも基本的には天然の形態で変わりありません。

しかし、私たちは、本来、イワシや魚の内臓などからビタミンDをとってきたわけで、決して羊の毛ではありません。

オーソモレキュラーでは、本来、人は何の食べ物からその栄養素をとってきたのかということが重要だと考えます。たとえば、魚の内臓にはビタミンDだけが入っているわけではなく、ビタミンAも含まれていますし、ＥＰＡやＤＨＡなど体にいいといわれる脂もたくさん入っています。

とくに、タラの肝臓の油には、そういう栄養素がギューッと凝縮されています。したがって、ビタミンDなら、タラの肝油などを材料にしてつくられたものを手に入れることをおすすめします。

私も当初はタラの肝油ドロップなどを使っていましたが、より効率よく効果を得るために、クリニックではタラの肝油を主原料にした含有量５０００IUのサプリメントを利用しています。

まず自分自身で効果を確かめ、私のクリニックの患者さんにも血中濃度を確かめながら投与して最適な濃度を維持するようにしたところ、多くの患者さんの花粉症の症状が軽くなりました。今では花粉症治療の主役となる栄養素です。

ちなみに、花粉症のときだけビタミンDを使うのでもいいのですが、ここまでお話ししてきたように、ビタミンDにはいろいろな効果があります。

たとえば、風邪の予防にもなりますし、骨粗しょう症やがんを予防する作用もあると考えられています。そういう点を考えると、私はいつでも最適な濃度を保っていたいので、ときどき血液検査でビタミンDの体内濃度を確かめ、それによって摂取量を調整しながらずっと飲み続けています。

コラム
海外製サプリメントには要注意

スーパーやコンビニエンスストアの棚には、低糖質・高タンパクのプロテインバーがたくさん並んでいます。それをみると、栄養の重要性というものがここ数年で一気に広がったなと感じます。

それにともなって、サプリメントを使う人も急増しています。その中には、インターネットを利用して、海外製のサプリメントを輸入して使っている人も少なくありません。ところが、そうした海外製のサプリメントを使って体調を崩してしまう人が続出し、厚生労働省も注意を呼びかけています。

海外製サプリメントには、日本では手に入らない（認可されていない）成分が入っていることがよくあります。そうした日本で製造することも販売することも許されていない成分というのは、食材には含まれていないものが少なくありません。

食材に含まれないということは、腸にとって慣れていない物質ということ。そのため、吸収をうまく調節することができず、さまざまな健康トラブルが起こってしまうのです。

たとえば、健康被害が報告されている代表的な成分に「アミノ酸キレート鉄」があります。鉄については、この後の項目で詳しくご説明をしているので、ここでは簡単にお話しします。

食材に含まれる鉄は、赤身肉など動物性のヘム鉄と、ほうれん草など植物性の非ヘム鉄の2種類があります。鉄というのは体内で不足しやすい栄養素のため、どちらの鉄であっても、私たちの腸は吸収を促進し、余りそうになったときだけ吸収しないようにして過剰症を防いでいます。

「花粉症の人は腸に穴があいている」の項目でもお話をしたように、もともと食材に含まれている自然の鉄であれば、腸は自ら判断して吸収を調節することができます。

ところが、アミノ酸キレート鉄は、天然には存在しない鉄です。ヘム鉄より非ヘム鉄のほうが吸収率が悪いため、その吸収を高めるために加工を施したサプリメント用に開発された新型の鉄分です。

そのため、腸がうまく調節することができず、サプリメントで摂取して十分に満たされている状態になっても吸収し続けてしまうため、過剰症になる人がたくさん出てしまったのです。

鉄はとり過ぎるとヘモクロマトーシスといって、肝臓や心臓、内分泌器官などに沈着し、臓器障害（肝障害、心不全、不整脈、糖尿病など）を起こすことがあります。

重ねていいますが、鉄というのは本来はむしろ不足しやすい成分であり、過剰になることを前提にしていないため、私たちの体は積極的な排泄経路を持っていません。ですから、過剰になってしまうと非常に厄介です。

困ったことに、医療関係者でもそのことを知らず、吸収の良いアミノ酸キレート鉄を「貧血改善に有効な鉄剤」としてすすめる人もいるようです。アミノ酸キレート鉄は、サプリメントなどには「フェロケル」「ビスグリシン酸鉄」として表記されていることが多いので、必ず成分表示を確認してください。

とくに女性は鉄分が不足しやすく、サプリメントに頼っている方もいらっしゃると思います。ですが、安易に使用するのは危険です。

やはりここはオーソモレキュラーの基本に戻って、できる限り天然の活性化されていないものを摂取することが安全です。アミノ酸キレート鉄など海外製サプリメントによるトラブルは、オーソモレキュラーの理念の正しさを証明する格好になったといえそうです。

Dの効きにくい人、より効果を上げたい人はビタミンAの併用で問題解決！

潜在的にビタミンＤの不足している人がサプリメントでＤを補うと、たいていは花粉症が楽になるなどの効果をすぐに実感することができます。しかし、ときどき「ビタミンＤのサプリメントを飲んでも効かない」という方がいます。

実は、体内に入ったビタミンＤは、細胞にあるビタミンＤ受容体（レセプター）にくっつくことで、はじめて細胞に対するさまざまな作用（たとえば抗菌タンパクをつくらせるなど）を発揮することができます。近年、そのビタミンＤを受けとるレセプターの機能に、個人差のあることがわかってきました。

レセプターの機能がきちんと働いている人は、サプリメントなどを摂取して体内のビタミンＤ濃度を上げれば、すぐに体が反応して花粉症の症状が軽減するなどＤの効果があらわれます。ところが、レセプターの機能がうまく働かない人は、正常な人と同じ量のＤを補ったのでは体が反応してくれません。

そういうレセプター機能の働きの弱い人がビタミンＤの効果を得るためには、通常いわれているよりもビタミンＤの摂取量を増やして体内濃度をさらに上げることが必要です。ビタミンＤの体内濃度を十二分に高めてあげると、効果があらわれるようになってきます。

また、後の項目でお話をしますが、ビタミンＤを摂取すると筋肉のレセプターが増えることがわかっています。ですから、レセプターの数自体が遺伝的に少ない人も、ビタミンDの体内濃度を高めることで、筋肉以外の細胞においてもレセプターの数が増えてDの効果を得られるようになる可能性があります。

ただ、なかにはビタミンDの濃度を高めてもうまくいかない人がいます。最近の研究によって、そのようにビタミンDがたっぷりあってもその効果が出ない、つまり引き出すことのできない人は、ビタミンAを併用するとうまくいくことがわかってきました。

なぜビタミンAなのか。それは、ビタミンDとAとは、同族体といって科学的な性質が似ていて、同じような作用を持っているからです。

天然のビタミンは単独で存在しているものはあまりなく、同族体同士が集まってできています。たとえば、天然のビタミンEは8種類の同族体からできています。ビタミンEの豊富な食べ物に小麦胚芽がありますが、小麦胚芽には8種類のビタミンEが混ざって存在しています。

これらの同族体は、わずかずつ構造が異なるため、ときには作用（活性）が大きく異なる場合もあります。そうしてお互いにいろいろな作用を助けあったり、マイナス点を補強しあったりしているのです。

ビタミンEの場合、同族体の中で一番活性が強いのはα―トコフェロールです。そのため、人工的に合成するときはα―トコフェロールだけをつくって薬にしています。

さて、天然のビタミンDを含む食材の多くはビタミンAを多く含んでいます。

ビタミンAはビタミンDの受容体に結合することが知られ、以前はビタミンDの作用を減弱させるのではないかと考えられていましたが、実際にはビタミンDとビタミンAを同時に使うことによって互いの効果を高めあうことがわかりました。

たとえば、接触過敏症のマウスの耳に刺激を与え、ビタミンDとAの投与によって耳の腫れの程度がどのくらい低下するかを調べた実験では、ビタミンDだけを単独投与するより、ビタミンAを加えて投与するほうが、腫れの程度の低下が明らかに大きいという結果が出ています。

なお、この実験では、ビタミンAだけを単独投与するよりも、やはりビタミンDとあわせて投与したほうが効果の大きいこともわかっています。

サプリメントでDを補う場合、D単独のものでは効果を得にくいことがあります。重ねていいますが、

「ビタミンDを摂取しても期待するほどの効果を実感できない」

このような方は、ぜひビタミンAを一緒に摂取してみてください。ビタミンDとAとは、ともに使うことでお互いの作用を高めあい、大きな相乗効果を生み出します。

このことから考えても、ビタミンDが単独で含まれている羊毛由来のサプリメントよりも魚油を材料としてビタミンAやその他の脂肪酸を多く含んでいるものの有効性を理解いただけると思います。

この点も踏まえて、オーソモレキュラーでは、単独の活性の強い薬やサプリメントは使いません。それぞれの成分が活性化される前段階の、できるだけ自然な形に近いプレカーサーを使うことで、それぞれの栄養素の持っている副作用を防ぐことができるのです。

ビタミンAはDにつぐ花粉症対策の武器

前の項目で、ビタミンDの作用を上げるにはビタミンAを併用すると良いといいました。「はじめに」でもいいましたが、花粉も含めたアレルギーの形成において、粘膜機能の破綻だけでなく皮膚のバリア機能の破綻も非常に深く関わっていることがわかってきたことで、ビタミンAもにわかに注目されるようになってきました。

「ビタミンDは免疫システムの陰の立役者」の項目でお話をしたように、アトピー性皮膚炎については、皮膚の抗菌ペプチドの減少や、それによるバリア機能の低下が発症の要因であることがすでにわかっています。

最近の研究によって、花粉症もまた皮膚のバリア機能が低下することによって発症することがわかってきたのです。そして、その皮膚の健康を維持し、バリア機能を強化するのに不可欠な成分がビタミンAです。

ビタミンAは、ビタミンDとは違ったルートから皮膚のバリア機能を支えています。つまり、ビタミンAは粘膜のバリア機能においてはDと共闘で働きますが、皮膚のバリア機能においては単独で役割を果たしているわけで、免疫システムにおけるビタミンAの重要性が認識されるようになってきたのです。

皮膚のバリア機能におけるビタミンAの働きについて少し詳しくご説明します。

皮膚は大きく分けて、外側から表皮《ひょうひ》、真皮《しんぴ》、皮《ひ》下《か》組織で構成されており、表皮はさらに上から角質《かくしつ》層、顆粒《かりゅう》層、有棘《ゆうきょく》層、基《き》底《てい》層の4層機構でできています。

皮膚には多くの働きがありますが、その中でも重要なのが皮膚の一番外側の角質層に備わっている肌の保護的役割を持つバリア機能です。

バリア機能の仕組みはこうです。

角質層は、角質細胞がレンガを積み上げたように重なり、その隙間を「角質細胞間脂質（セラミドなど）」がセメントのように埋め、さらに角質層の表面を汗と皮脂からなる皮脂膜が覆うことで、外界からの刺激や異物（花粉やハウスダスト、ペットの毛などのアレルギーの原因物質や細菌・ウイルス）の侵入を防ぐ役割を果たしています。

また、表皮（主に有棘層）には、ランゲルハンス細胞という抗原提示細胞がいます。抗原提示細胞とは、皮膚に侵入してきた異物を感知して記憶し、その物質が再び体内に侵入してきたときに攻撃できる態勢（アレルギー）を整える、いわば見張り役のような細胞です。

皮膚のバリア機能が正常に保たれていれば、表皮の中まで異物が侵入してくることはほとんどありません。

しかし、空気の乾燥や紫外線によるダメージ、すり傷やかき傷、湿疹などで皮膚のバリア機能に隙間ができ、そこから異物が侵入してランゲルハンス細胞に見つかると、それまでアレルギー反応を起こさなかったものにも反応するようになってしまいます。

つまり、皮膚のバリア機能が破綻すると、花粉や動物の毛が皮膚につくだけで経皮感作（皮膚についたものが原因でアレルギー体質になってしまうこと）が起こり、さまざまな症状を引き起こすことになるのです。

皮膚のバリア機能が正常に機能するためには、皮膚の角化を正常化させることが大切です。そして、そのためには、皮膚のターンオーバー（新陳代謝）、つまり皮膚細胞の生まれ変わりが正常に行われなくてはいけません。

先ほど表皮は４層からなるといいましたが、一番下の基底層の幹細胞（さまざまな細胞のもとになる細胞）が分裂することでケラチノサイト（表皮角化細胞）が生まれ、細胞分裂が繰り返されることで、それがゆっくりと押し上げられていきます。

表皮の下から上へと移動するにともなって、ケラチノサイトは徐々に分化（たとえば筋肉細胞や肝細胞など、細胞はそれぞれいろいろな役割を持って働いています。それぞれの細胞がそれにふさわしい能力を持ち、役割を持つようになることを分化といいます）していきます。

この変化の過程で、細胞はそれぞれの層ごとに異なる能力を持ち、形を変えていきます。

そうしてやがて角質層の手前（顆粒層）までたどり着くと、そこでアポトーシス（プログラムされた自然死）し、死んで硬くなった細胞（角質）が細胞間脂質で埋め尽くされ、角質層が形成されます。

角質細胞はさらに押し上げられていき、やがて、角質層の表面から垢となってはがれ落ちます。

若い健康な人の表皮では、ケラチノサイトが生まれてから角質層に到達するまでに2週間、垢となってはがれ落ちるまでに2週間とされ、これを皮膚のターンオーバー（新陳代謝）といいます。

皮膚のターンオーバーが正常に行われていれば、バリア機能も正常に機能します。しかし、加齢や不規則な生活などによってターンオーバーが乱れると、皮膚の角化が不完全になり、バリア機能が低下します。

ここでビタミンAの登場です。ビタミンAは、私たちの体のほぼすべての細胞の成長を促進したり分化を制御したりすることに関与しています。表皮においては正常なターンオーバーを促して、バリア機能を維持するという働きを担っています。ちなみに、ビタミン

Ｄにも表皮細胞の増殖や分化をコントロールする働きはあります。

また、ビタミンＡには皮脂の分泌を正常化する働きがあります。

さらに、ビタミンＡは、角質細胞に含まれる天然保湿因子（ＮＭＦ）の産生を促す働きも持っています。皮膚のバリア機能は、水分と脂分のバランスが保たれた状態で働きますが、天然保湿因子には肌の水分を捕まえて離さない性質を持っており、バリア機能の一環として大きな役割を果たしています。

このように、ビタミンＡは、ターンオーバーの周期を整えることでバリア機能を維持するだけでなく、皮脂と天然保湿因子にも働きかけることで、皮膚のバリア機能を強化する効果を持っているのです。

ビタミンＡが欠乏すると、皮膚の免疫機能が低下することになり、花粉症だけでなくさまざまな感染症にかかりやすくなります。


実は、ビタミンＡの免疫に対する作用はこれだけではありません。腸管免疫においても、ビタミンＤと同様に重要な役割を担っていることがわかってきました。

ビタミンＡは、腸の粘膜細胞を正常に分化成長させ、IgA抗体の産生を適正化する働きがあると考えられています。

さらに、腸の粘膜細胞同士をつなぐタイトジャンクションは、ビタミンDが不足していると弱まり、リーキーガット症候群が亢進《こうしん》します。

つまり、ビタミンAもDのように、リーキーガット症候群を防ぎ、免疫物質の産生を促して、腸の免疫システムを維持・向上させる働きがあるのです。

また、免疫には体の中に細菌やウイルスを入れないように防御する「粘膜免疫」と、体内に入ってしまった細菌やウイルスを攻撃・排除する「全身免疫」とがあります。

全身免疫の要となるのがリンパ球、好中球、マクロファージなどの白血球です。

ビタミンAは、白血球の発生や分化においても中心的な役割を果たしています。加えて、リンパ球のフォーミング（配備）といって、「あなたはあそこで免疫活動をしなさい」という指令を出していることも明らかになっています。

このように、ビタミンDと同様にAもまた、体の内からも外からも花粉などの異物による攻撃から私たちを守ってくれる大切な存在なのです。

子どものビタミンA濃度を調べた研究では、ごく軽度のビタミンA不足の子どもでさえ、Aが十分な子どもと比べて、呼吸器疾患や下痢、はしかなどの発症率が高く、感染症による死亡率も高いという結果が出ています。

ビタミンＡを豊富に含む食品を毎日の食事でしっかりと摂取し、Ａの不足を招かないようにすることが花粉症対策においても、日々の健康を守る上でも大切です。

ビタミンAはもっとも誤解されている栄養素

「でも、ビタミンＡはとり過ぎるとよくないのでは？」

このような疑問をお持ちの方も少なからずいらっしゃると思います。インターネットで調べても、たいてい「Ａのとり過ぎに注意」と書かれています。

ですが、これは、大いなる誤解です。

たとえば、ビタミンＡの過剰摂取による弊害で有名なのは、胎児に奇形が出ることです。前の項目でお話をしたように、ビタミンＡは全身のほぼすべての細胞の成長と分化をコントロールすることに関与しており、胎児の発育において重要な役割を果たしています。

ただ、妊娠初期に過剰摂取することによって細胞分化が亢進し過ぎると、胎児の奇形を引き起こすことがあります。ただし、これはビタミンAの活性型の1つである「レチノイン酸」が原因であることがわかっています。

実は「ビタミンA」というのは多数の類似する化合物群（ビタミンA誘導体）の総称であり、本来ならビタミンB群のように「ビタミンA群」とでも呼ぶのが正解です。

さて、ビタミンAは、私たちヒトを含めた動物の体内ではつくることができないので、経口摂取する必要があります。

動物の体内でビタミンAとして働く化合物には、野菜や果物、海藻などに含まれるβ—カロテン、β—クリプトキサンチンなどおよそ50種類のカロテノイドがあります。

そのうちβ—カロテンはビタミンAの前駆体（プロビタミンA）と呼ばれプレカーサーの状態のため、動物の体内に入ってから酵素の働きによってビタミンAへと変換されます。

いま、「ビタミンA」といいましたが、ここでもいくつかのタイプが存在します。

体内でビタミンAとして働く化合物が体内に入ると、まず非活性のレチニールエステルに変換されて主に肝臓に蓄えられ、そこから必要に応じてレチノール・レチナール・レチノイン酸という3種類の活性型に変化して作用します。

つまり、体内で実際にビタミンAとしての作用を発揮する物質は3つあり、それぞれ個別の働きを持っています。たとえば、レチナールはとくに視覚作用に関係しますし、レチノイン酸はとくに細胞の増殖・分化のコントロールに関係しています。

40年ほど前、3つのうちレチノイン酸がニキビに有効であることがわかり、欧米でニキビ治療薬として認可されました。

ところが、そうして合成されたレチノイン酸の薬を服用した女性に奇形児が生まれることが多発したことで、レチノイン酸が胎児奇形を引き起こすことがわかりました。

しかし、国際的機関（IUPAC：国際純正応用化学連合）によって、ビタミンA誘導体を全部まとめて「レチノイド」（つまりビタミンA）とすると決められました。

そのため、天然のビタミンAも合成のビタミンAもひとくくりにして扱われるようになり、本来なら「レチノイン酸は飲んではいけない」とすべきところが、ざっくり「ビタミンA」となってしまうことで、いろいろな問題が生じることになりました。

たとえば、いまだに「妊婦さんはビタミンAの豊富なレバーやうなぎは食べないほうがいい」という管理栄養士さんが少なくありません。

しかし、私が栄養学の参考にしている教科書である「カラーアトラス栄養学」においても、レバーなどの天然のビタミンAが持つとされる催奇形性がこれまで確実に証明されたことはなく、「食材に入っているビタミンAで催奇形性が出るのは疑わしい」とはっきり書かれています。

むしろ、ビタミンAはそうして摂取を控えて欠乏することでも、先天性異常を引き起こします。

ビタミンAは、発育中の胎児の臓器の形成、とくに眼の発達および視覚において重要な役割を果たしています。ビタミンAの不足しているお母さんから生まれた子どもには、目の玉が小さい（小眼球症）、目の玉ができていない（無眼球症）、虹彩の欠損、網膜形成不全など眼の奇形が多くあらわれます。

ほかにも、上唇の一部に裂け目があらわれる口蓋裂や、胃や食道などの内臓がせり上がってしまう先天性横隔膜ヘルニアになることもあります。

ビタミンDと同様にAは脂溶性ビタミンであり、母乳によって赤ちゃんに渡していかなくてはいけません。母乳は素晴らしくて、とくに初乳にはビタミンAが豊富です。

それを、先ほどのように誤った知識から、妊娠の可能性のある女性に対してビタミンAをあえてとらないようすすめるというのは、とんでもないことだと私は思います。

世界的には、ビタミンＡは、過剰症よりも欠乏症のほうが問題になっています。ダボス会議（世界経済フォーラム）でも「ビタミンＡの欠乏を減らすと世界経済の改善になる」といわれているほどです。

動物性タンパク質を十分に食べることのできない発展途上国などでは、ビタミンＡの欠乏症が少なくありません。そうしたＡ欠乏が日常的な途上国において、ビタミンＡの補給は、下痢やはしかなど感染症の重症度や死亡率を減少することが認められています。

ビタミンＡは、胎児だけでなく成人の体内においても視覚や聴覚、生殖などの機能維持、タンパク質合成などに関与しており、不足すると視覚異常などの健康障害を起こすことが知られています。

有名なのは、暗いところで目の見えにくくなる夜盲症です。これが悪化して結膜・角膜感染症に進行すると視力が落ちて失明する場合もあり、発展途上国では大きな問題となっています。

また、ビタミンＡが不足していると男性では精子が、女性では胎盤が、それぞれできにくくなることがあります。

さらに、ビタミンＡの不足はがんの発生リスクを高めます。たとえば、血液中のビタミンA（レチノール）濃度が低いほど、子宮頸がんの原因となるHPV（human papillomavirus＝ヒトパピローマウイルス）による子宮頸部上皮内がん（上皮細胞から発生したがんが上皮内にとどまっている段階）のリスクが上がることがわかっています。

また、肝がんの約95％を占める肝細胞がんの発生は、慢性肝炎↓肝硬変↓肝細胞がんという経緯をたどりますが、この順でビタミンAが不足していることもわかっています。

このように、ビタミンAが不足するとさまざまな欠乏症や障害が起こります。どのような栄養素もそうですが、適切にとることが大切です。

「トランプ前米大統領のコロナ治療薬として一躍脚光を浴びたビタミンD」の項目でご紹介したCさん（107ページ参照）は、平成29年に私のクリニックにはじめて来院されたとき、子宮頸部扁平上皮化生といって前がん病変（がんの手前の段階で数年後にがんになる危険性の高い状態）でした。

そこでビタミンDとAとをしっかりとってもらったところ、1年後の平成30年の検診では正常になっていました。

後でお話をしますが、ビタミンDにも抗がん作用のあることがわかってきており、子宮頸がんの治療においてビタミンＤとＡとの併用は必須です。

ここまでみてきたように、正しくビタミンＡをとることは、正しくビタミンＤをとるのと同じくらい大切です。

ビタミンＡの摂取には「しらす」がおすすめ

ビタミンＡの摂取においては、ビタミンＤと同様にプレカーサーの状態で使うことが重要です。といっても、ビタミンＡの場合、Ａ単独のサプリメントというのは、おそらくありません。

マルチビタミンなどに含有されている場合には、成分表示を見て「レチノイン酸」でないことを確認してください。

このようにいうと、なんだかレチノイン酸が悪者のようですが、あくまで合成されたものを服用した場合のことです。

体内で代謝されてできるレチノイン酸は、胎児の発育中に手足を発達させたり、心臓や眼、耳の機能を果たしたり、成長ホルモンに対する遺伝子発現をコントロールすることも認められているなど重要な働きを担っています。

ただ、ビタミンAの体内での代謝経路はレチニールエステル↓レチノール↓レチナール↓レチノイン酸の順ですが、レチナールは余ればレチノールへ、レチノールはレチニールエステルへと戻ることができますが、レチノイン酸になるともう戻ることができません。

そのためレチノイン酸は最終活性型といわれています。レチノイン酸の生理活性（生体の機能や形態を変化させる効果）はレチノールの約50～100倍といわれるほど強いため、必要なときに必要なだけ体の中でつくられ、余ることのないようにすることが重要です。

にもかかわらず、これを合成したものをニキビ治療薬として認めているために、それを服用した人に過剰症の問題が起こってしまうのです。

したがって、ビタミンAは薬やサプリメントではなく、食べ物からとることが大切です。

ビタミンAが豊富に含まれているのは、動物や魚の内臓です。たとえば、鶏レバー100gには約4万7000IUのビタミンAが含まれています。

ビタミンAの中程度の摂取量は1万IUとされているので、ビタミンB群などと比べるとはるかに簡単に必要摂取量をクリアできます。

これは、動物はビタミンＡを合成できないため、野菜や海藻などからカロテノイド類（プロビタミンＡ）を摂取し、それを体内でＡに転換して主に肝臓に貯蔵しているためです。

ですから、動物や魚の内臓に含まれているのはレチニールエステルであり、活性はゼロ。いくらとっても問題はありません。

体内のどこかでビタミンＡが必要になったときに、レチニールエステルはレチノールに変換されて血流に放出され、さらに必要に応じてレチナールやレチノイン酸へと代謝され、視覚や聴覚、生殖などの機能保持、皮膚や粘膜などの維持などの生理作用を発揮します。

また、ビタミンＡは脂溶性のため必要に応じて全身に運ばれるときは脂肪とくっついています。ですから、脂ののった魚などにも豊富で、たとえばうなぎ半串には４０００IUのビタミンＡが含まれています。

なお、魚油に含まれているのはレチノールですが、レチノイン酸と比べると生理活性作用は低く、重ねていいますが経口摂取による被害は確認されていません。

私がとくにおすすめするのは、しらす、ししゃも、食べる煮干しなど、丸ごと食べる魚です。肝臓からも脂肪分からもビタミンAを摂取することができます。

しらすは生より天日干しのもののほうが、ビタミンDの量が増えている可能性が高く、よりおすすめです。しらすは調理の必要がありませんし、最近はコンビニエンスストアでも販売されているので、気軽にとりいれることができます。

植物性食品では、にんじんやカボチャなどの緑黄色野菜に豊富ですが、きのこ類にもたくさん含まれています。とくに天日干しのしいたけは、しらすと同じくビタミンDの濃度が高くなっている可能性がありますので、より効果を期待できます。

植物性食品の場合、体内でプロビタミンAからレチニールエステルに変換する必要があるため、はじめからレチニールエステルになっている動物性食品と比べると摂取効率は落ちますが、食物繊維をとることができます。

たとえば、小松菜とのりをしらすで和えれば、ビタミンA・D・食物繊維を同時に摂取できて一石三鳥です。花粉症をはじめとするアレルギーを撃退するのに有効な成分をしっかりとれるよう、毎日の献立を工夫してみてください。

コラム

ビタミンＡは体内でこんなに大切にされている

本文でお話をしたように、食べ物から摂取したビタミンＡは、まずレチニールエステルに変換されて主に肝臓に貯蔵され、必要に応じてレチノールへと代謝されて血流に放出されます。

このとき、レチノールは、レチノールバインディングプロテインというタンパク質によってまわりを囲まれ、さらにトランスサイレチンというタンパク質によってフタをされて、まるで格納庫にしまわれているような状態で運ばれます。

このように2種類のタンパク質と結合するのは、分子量を大きくするためです。分子量が小さいと腎臓でろ過されて尿として捨てられてしまうからです。

重ねていいますが、ビタミンＡはとても大切な成分なので、２種類のタンパク質でしっかりと保護し「絶対に途中で捨てさせない」という状態にして、厳重に守りながら標的の臓器へと運んでいくのです。

ところが、飲酒と喫煙は、どちらもビタミンＡに悪影響を与えます。

おもしろいことに、アルコール代謝に関わる酵素の1つである「アルデヒド脱水素酵素」は、レチノールからレチノイン酸への代謝過程においても使われます。

そのため、お酒をたくさん飲んでいると、アルデヒド脱水素酵素がお酒に含まれるアルコールの分解に使われてしまい、レチノールからレチノイン酸がつくられなくなってしまいます。

胎児性アルコール症候群といって、お母さんがビタミンA不足でなくても妊娠中に頻繁に飲酒をしていると、胎児がビタミンA不足になり奇形があらわれることがあります。

また、タバコには200種類もの有害物質が含まれています。そのうちのベンゾピレンという物質は、細胞内のビタミンAを枯渇させます。

Aの枯渇した細胞は分化のトラブルが起こってがん細胞に変化することがあり、これが肺がんの発生リスクを高める要因の1つではないかと考えられています。

喫煙や飲酒は、体がこれほど大切に守っているビタミンAを、自ら壊してしまう行為です。よくいわれることですが、喫煙は百害あって一利なしですし、飲酒も適量を心がけるようにしましょう。

良質な脂質は健康に不可欠

オーソモレキュラーにおいては、脂質も重要な要素です。とくに、花粉症などアレルギー症状の改善には不可欠です。

脂質は細胞膜の原料となり、脂肪酸として細胞の形や柔軟性を決めるという重要な役割を担っています。

細胞膜の質は、細胞の内と外との栄養や酸素、情報などのスムーズな交換の決め手となります。つまり、細胞の機能は脂質で決まるといってもいい過ぎではありません。

このほかにも、脂質は血液成分であるリン脂質やコレステロール、性ホルモンや副腎皮質ホルモンなどステロイド系ホルモンの材料にもなります。

また、脂質は体内で代謝されてエネルギー源となります。タンパク質の項目でお話をしたように、体に必要な栄養素をしっかりと吸収するにはエネルギーが必要です。

タンパク質や糖質は１gあたり４キロカロリーのエネルギーを生じますが、脂質は１gあたり９キロカロリーも生じます。脂質は、少量でも多くのエネルギーを得ることのできる非常に効率のよいエネルギー源でもあるのです。

ただし、脂質にはいろいろな種類があり、なんでもいいというわけではありません。質のよい脂質をとることが大切です。

脂質の質は、主成分である脂肪酸によって決まります。

脂肪酸は、大きく「飽和脂肪酸」と「不飽和脂肪酸」の2つに分かれます。このうち、飽和脂肪酸は、主に動物性脂肪に含まれる脂肪酸です。

肉の脂身やラード、バター、ココナッツオイルなどに含まれ、常温では固まった状態なのが特徴です。

これまで、肉の脂身やラードなど飽和脂肪酸は、固まりやすいため、血液をドロドロにしたりコレステロールを上げるなど、体に良くないといわれてきました。しかし、それはまったくの濡れ衣です。

食事でとった脂は、そのまま血液に入ったりはしません。脂肪は体内に入ると消化管で分解され、タンパク質に包まれて血管の中に入ります。

ですから、食材に含まれた脂がそのままの形で取り込まれ血液がドロドロになったり、コレステロール値が上がったりすることはありません。

くりかえしますが、タンパク質はオーソモレキュラーによる栄養療法の要となる存在です。脂肪分のことは気にせず、タンパク質豊富なお肉をしっかりと食べてください。

もう一方の不飽和脂肪酸は、サラサラとした液体状の脂で、さらに「オメガ３」系、「オメガ６」系、「オメガ９」系の３つに分かれます。

オメガ３系の脂肪酸には、α―リノレン酸やＤＨＡ、ＥＰＡなどがあり、青魚の脂やしそ油、あまに油、エゴマ油などに多く含まれています。また、くるみにもたくさん含まれています。

オメガ６系の脂肪酸の代表格はリノール酸で、紅花油、ごま油、コーン油などに含まれます。

オメガ９系の脂肪酸には、オリーブオイルに多く含まれるオレイン酸、ナタネ油に多く含まれるエルカ酸などがあります。

このうち重要なのは、オメガ３系とオメガ６系です。どちらも体内で生成することのできない必須脂肪酸で、食べ物から補う必要があります。

摂取するうえでの重要なポイントは、体内で両者のバランスがとれるようにすることです。バランスが崩れると、細胞の機能が落ちてしまいます。

かつて日本では、植物性油のほうが健康にいいといわれ、リノール酸がもてはやされました。その名残もあり、現在でも、紅花油やごま油などオメガ6系がよく使われます。その一方で、オメガ3系を多く含むマグロやサバなどの摂取量は減っています。したがって、多くの日本人の体はオメガ6系の脂に偏っていると考えられます。

実は、オメガ3系の脂肪酸には、抗炎症作用や抗アレルギー作用のあることがわかっています。体内のオメガ3系の脂肪酸が減り、オメガ6系が優位になっていることも、花粉症などアレルギー疾患を発症しやすい原因の1つといえます。

また、オメガ3系のとくにＥＰＡやＤＨＡには、血液をサラサラにしたり、血管をしなやかにして、血栓や動脈硬化を防ぐ作用もあります。

そこで、とりすぎるとアレルギーを増悪させるオメガ6系の油の摂取を控え、抗アレルギー作用のあるオメガ3系の油を積極的に増やして、体内バランスを調整することが花粉症治療にとって大事になってきます。

ただし、オメガ3系のしそ油、あまに油、エゴマ油などは、酸化や熱に弱いので、サラダにかけるなど、常温で使うことを心がけてください。炒めものや揚げものには、リノール酸の少ないオメガ9系のオリーブオイルやナタネ油を使うといいでしょう。

リノール酸は、ナッツ・シード類や鶏肉などの食材にも含まれていますし、市販のサラダドレッシングやマヨネーズ、パンやピザなど、さまざまな食品によく使われているので、オメガ６系が不足することはまずありません。

なお、絶対に避けてほしいのはマーガリンやショートニングです。これらにはトランス脂肪酸という体に有害な脂肪酸が含まれています。

トランス脂肪酸は、オメガ６系脂肪酸を工業的に加工してマーガリンやショートニングをつくるときに発生する、いわば人工的につくられた脂です。

もともと自然界にないものなので、体内のシステムでは解毒することができず、細胞膜の形成異常や免疫異常をもたらし、がんや心臓病、老化の原因になると指摘されています。欧米各国では規制の対象になっています。

日本ではまだ規制がゆるく、市販の菓子パンやケーキ、クッキー、アイスクリームなどに含まれていることが多いので注意してください。

成分表示に「マーガリン」「ショートニング」「ファットスプレッド」「加工油脂」などが記載されているものは、とらないほうが賢明です。

女性は＋《プラス》鉄で免疫力アップ！

花粉症に悩む人、とくに女性には、ミネラルの鉄が欠乏している人が多く、補うことで症状が緩和されることがわかっています。

鉄は、腸や鼻、目などの粘膜細胞に多く含まれた粘膜を丈夫にさせます。またカタラーゼという酵素を活性化させ活性酸素を消去しています。ですから、鉄不足になると、さまざまな免役システムがダウンして、花粉症などのアレルギー疾患を起こしたり、風邪やインフルエンザにかかりやすくなるのです。

また、鉄の欠乏症でもっともよく知られるのは、貧血でしょう。体内の鉄の70％は血液中に存在していて、赤血球のヘモグロビンの構成成分として、全身に酸素を運ぶ役割をしています。

鉄が不足することでヘモグロビンの量が減少し、血液が酸素を十分に運ぶことができなくなると、全身の細胞は酸欠状態になり、めまいや頭痛、疲労や倦怠感、食欲不振などの症状があらわれます。粘膜の細胞が酸欠になれば、免疫システムも正常に機能しなくなります。

鉄はエネルギーの産生にも関わっており、鉄不足はエネルギー不足につながります。エネルギーが不足すると、タンパク質の代謝がうまくいかなくなり、細胞の機能が低下します。

免疫に関係する細胞の働きが弱まれば、花粉症は増悪します。また、エネルギー不足になると体温が下がります。すると、血流が悪くなって免疫力も低下します。

このように、鉄も花粉症の改善に不可欠な栄養素です。

鉄不足が起こりやすいのは女性です。毎月の生理によって、鉄が失われるからです。月経血によって失われる鉄の量はおよそ30㎎、つまり平均して１日１㎎といわれます。

しかも、汗や尿、便によっても毎日１㎎の鉄が体外に排泄されています。ところが、食事によって摂取される鉄の量はだいたい１㎎なので、女性は意識して鉄の多いものをとらなくてはいけません。

一般的には、貧血をしていなければ鉄は足りていると考えられがちですが、しかし、貧血になるのは鉄不足がだいぶ進んでからです。たいていはその前に冷え性が起こります。女性には冷え性に悩む人が多いものですが、その中には、慢性的な鉄不足が原因の人も少なからずいるはずです。

また、血液検査で「異常なし」と診断されても安心はできません。通常は、ヘモグロビン値で貧血の診断をしますが、重要なのはフェリチンという値です。フェリチンは、肝臓や膵臓などに蓄えられた「貯蔵鉄」のことです。

鉄が不足すると、ヘモグロビンを減らさないようにするために、貯蔵鉄が利用されるため貧血になる前にフェリチンが減少します。フェリチンが減ってくると、ヘモグロビンには影響がなくても、粘膜などの組織や酵素に入っている鉄が減り、体調不良が起こりやすくなります。

私たちの体には、1000mg程度の貯蔵鉄が必要とされており、それに相当するフェリチンの量は120ng/mLぐらいです。したがって、検査をしてフェリチンが120ng/mLあれば十分ですが、それだけのフェリチンを持っている女性はまずいません。

鉄は吸収されにくいので、とり方に注意が必要です。

鉄の多い食べ物というと、ほうれん草やレバーを思い浮かべる人も多いと思います。食べ物に含まれる鉄には、実は2種類あります。レバーや赤身肉、マグロ、カキなどに含まれる動物性のヘム鉄と、ほうれん草やヒジキなどに含まれる植物性の非ヘム鉄です。

ヘム鉄のほうが非ヘム鉄より吸収率がはるかに高く、鉄分補給のためには、肉や魚介類など動物性食材のほうが効率がいいのです。

サプリメントを利用するときも動物由来のヘム鉄を選ぶようにしましょう。食べ物やサプリメントでとる鉄は、余分になれば吸収されずに排泄されてしまうので、過剰症になる恐れはまずありません。

吸収がよいことをアピールしている鉄のサプリメントには、腸における鉄吸収の調節が利かず、過剰症になることがあるため注意することが必要です。

男性は＋《プラス》亜鉛でバリア機能を強化！

女性が鉄なら、男性は亜鉛が花粉症対策のポイントです。

亜鉛には、免疫の働きを直接高める作用と、粘膜の働きを高めて花粉やウイルスなどの侵入を抑制するという間接的に免疫を助ける作用とがあります。

まず、亜鉛は、花粉症対策の武器の１つであるビタミンＡと常に一緒に動いているといっても過言ではありません。

たとえば、コラム「ビタミンAは体内でこんなに大切にされている」（153ページ参照）で、体内でレチノールが運搬されるときはレチノールバインディングプロテインに囲まれているといいましたが、このタンパク質は亜鉛がないとつくれません。

また、ビタミンAは免疫細胞である白血球の発生や分化において中心的な役割を果たしていますが、亜鉛にも白血球を増殖させる作用があります。

亜鉛が不足すると、免疫細胞が増えにくくなるために、免疫力が弱まります。このように、亜鉛にはビタミンAと協力したり、Aの作用を高めたりする作用があり、全身のバリア機能を強化するのに欠かせません。

次に、亜鉛には、体内の炎症を抑制する働きもあり、花粉症の症状改善などアレルギー疾患の抑制に効果を発揮します。

さらに、亜鉛は私たちの体がもともと持っている抗酸化物質の材料になるという役割も担っています。体内での酸化反応を抑制することで、細胞の老化を防ぎ、全身の細胞を活性化することで、結果として免疫機能の向上に役立ちます。

亜鉛は細胞分裂の盛んなところにたくさん存在します。亜鉛不足でよく知られる症状に味覚の低下があります。味覚を感じる舌の細胞は再生のスピードが速いので、たくさん亜鉛が必要です。

亜鉛が不足して舌の細胞の働きが悪くなると、味覚機能も低下して、味がわからなくなってしまうのです。

男性が亜鉛不足になりやすいのは、精子の生成に亜鉛が不可欠だからです。前立腺にも亜鉛がたくさん存在しています。男性は意識して亜鉛をとりましょう。

亜鉛を多く含む食材の代表はカキです。

カキは海のミルクといわれるほど栄養豊富な食材です。亜鉛のほかにも、タンパク質、鉄、ビタミンA、ビタミンB1、ビタミンB2、ビタミンC、カルシウム、タウリンなどさまざまな栄養素をバランスよく、しかも多量に含んでいます。

アレルギーのない人は、ぜひカキを食べてください。ビタミンCは亜鉛や鉄の吸収を助けます。生ガキにレモンをかけるのは、とても理にかなった食べ方なのです。

亜鉛はまた鉄と同じように赤身の肉やレバーにも多く含まれています。これらの食品を積極的に食べるようにしましょう。

糖質が諸悪の根源

ここまで花粉症改善のために積極的にとりたい栄養素と、そのとり方についてのポイントを見てきました。

実は、オーソモレキュラーには、その効果の邪魔をするため、避けたい栄養素がありま す。糖質です。

糖質というと一般に甘い砂糖を想像しがちですが、さまざまな種類があり、大きく次の3つに分類されます。

単糖類・・・果糖やブドウ糖

二糖類・・・砂糖や乳糖、麦芽糖など

多糖類・・・デンプン（ご飯やパン、麺類などの炭水化物やイモ類、豆類などに含まれる）

糖質が好ましくないのは、血糖値を上昇させてしまうことだけでなく腸内環境を悪化させる悪玉菌のエサになるからです。

糖質として体内に吸収される最小単位が単糖類つまりブドウ糖と果糖です。炭水化物に含まれる糖質もブドウ糖まで分解されて吸収されます。ところが、糖質を含む食べ物が胃や小腸で消化しきれないまま大腸に運ばれると、悪玉菌のエサとなって腐敗し、腸内環境を悪化させます。

したがって、糖質を中心とした食事や間食をしていると、腸内で悪玉菌が優位になり、腸内環境が悪化します。これまでお伝えしたように花粉症の改善には腸内環境を整えることが大切なので避けなくてはなりません。糖質制限食によって腸内環境が整い、花粉症をはじめとする多くのアレルギー疾患が改善するのはこのためです。

前章でもお伝えしましたが、糖質制限食によって便通が悪くなりお腹が張ることがあります。それは糖質制限によって増えたタンパク質を十分に消化吸収できていないというサインであり、決して糖質制限が腸内環境を悪化させたということではありません。

そのような場合には、消化酵素などを積極的に用いてでも、しっかりと食事からタンパク質を摂取したいものです。

私たちの体には、本来、血液中のブドウ糖の濃度（血糖値）を一定の幅に保つ働きがあります。

血糖値をコントロールするメカニズムはこうです。

糖質を摂取して血糖値が上昇すると、すぐさま膵臓からインスリンというホルモンが分泌されます。インスリンは、筋肉や脂肪細胞に糖を取り込ませ、グリコーゲンという物質や脂肪を合成させます。

こうして食事によって増加した血糖は、インスリンによって速やかに処理され、一定の濃度に保たれます。つまり、インスリンは血糖値を下げるように働くわけです。

健康な人の血糖値は、食後1時間ぐらいでピークに達すると、ゆるやかに下降しはじめ、2~3時間後には空腹時の濃度まで下がります。その後、ブドウ糖が足りなくなってくると、肝臓からグリコーゲンをとりだしてブドウ糖に戻し、利用します。

血糖値が下がりすぎた場合には、コルチゾールやアドレナリン、ノルアドレナリンなどのホルモンが追加分泌され、肝臓でアミノ酸などを材料にしてブドウ糖がつくられます（これを「糖新生」といいます）。これが常に血糖値が一定に保たれる仕組みです。

さて、インスリンは血糖値に応じて分泌されるので、血糖値が高くなると、膵臓は一生懸命、インスリンを分泌しようとします。そうした状態が頻繁にくりかえされると、次第に膵臓は疲れてきます。

また、インスリン自体の効きも悪くなってきます。インスリンの効き目が低下すると、わずかな血糖値の上昇でも大量のインスリンが必要となり、膵臓はますます疲弊するという悪循環に陥ります。

そうして、血糖値のコントロールがうまくいかなくなる血糖調節障害が起こると、高血糖の状態が続いて糖尿病を発症したり、血管壁がもろくなって動脈硬化になったりと、さまざまな健康トラブルに見舞われます。

清涼飲料水やお菓子に含まれているブドウ糖や、果物に含まれている果糖などの単糖類は、腸での消化・吸収が早く、そのぶん身体への負担が大きいのです。イオン飲料のように吸収がよいということが決して身体にとって良いものではないのです。

したがって、しょっちゅうジュースを飲んだり甘いものをつまんでいると、血糖値を乱高下させることになります。

また、丼物やパスタなど炭水化物中心の一品メニューを好んで食べることも、血糖値を乱高下させることになります。さらに、糖質によってリーキーガット症候群を発症すると、血糖値はますます乱高下しやすくなってしまいます。

血糖値の乱高下が問題なのは、血糖値を上げたり下げたりするホルモンが大量に分泌されることです。血糖値を下げるホルモンはインスリンしかありませんが、血糖値を上げるホルモンには成長ホルモンなど数種類があります。

そうした血糖値を上昇させるホルモンのうちコルチゾール、アドレナリン、ノルアドレナリンは、強いストレスがかかっているときに必要とされるため「抗ストレスホルモン」とも呼ばれ、自律神経（交感神経と副交感神経とがあり、それぞれ拮抗的に働きます）のうち交感神経を刺激する働きがあります。

交感神経はおもに昼間活動しているときや、緊張やストレスを感じているときに働きます。

血糖の乱高下によってこうしたホルモンが頻繁に分泌され、そのたびに交感神経が刺激を受けると、自律神経のバランスが乱れます。自律神経は脳の視床下部によってコントロールされていますが、ここは、免疫システムの中枢でもあります。

そのため、自律神経が乱れると、免疫システムもダウンしやすくなります。つまり、血糖値の乱高下は、免疫を低下させることになり、花粉症などのアレルギー疾患を起こす原因になるのです。

また、コルチゾールには、アレルギーを防止する働きがありますが、糖質を食べるたびに無駄に分泌されることで、本当に必要なときに出せなくなってしまい、アレルギーが起こりやすくなります。

糖質は老化の原因物質ＡＧＥをつくりだす

さらに、糖質には老化をもたらす「糖化」という問題があります。

食事から摂取した糖が体内のタンパク質にくっつき、体温によって加熱された状態になると「糖化」という化学反応が起こります。

ホットケーキのタネをフライパンで焼くと、はじめは白かったのが焦げて茶色へと変化します。あれと同じことが体内で起こるのです。糖と結合したタンパク質は劣化して、本来の機能を失い、酸化したのと同じ状態になります。

そのうえ、糖化が進むと「ＡＧＥ」（Advanced Glycation End Products の略で、日本語で終末糖化産物といいます）という物質ができます。

ＡＧＥは、近年、老化をもたらす要因として注目されている物質で、細胞内の酸化酵素を活性化して、酸化を促進させます。つまり、体内で活性酸素による酸化作用が起こる前の段階でＡＧＥがかかわっているのです。

体内のタンパク質の中で、とくにＡＧＥの害を受けやすいのが、コラーゲンです。コラーゲンは美肌を維持する成分としてよく知られていますが、骨もコラーゲンを豊富に含んでいます。近年、骨粗しょう症ではないのに骨折しやすくなる原因に骨のコラーゲンの糖化が関係していることが注目されています。

また腸管もコラーゲンを豊富に含んでいる組織で糖化の影響を強く受けるのです。腸管のコラーゲンが糖化することによって傷ついた粘膜の修復が遅れ、リーキーガットの間接的な原因になるのでしょう。

腸管壁の柔軟性が損なわれるため蠕動運動にも支障が生じ、便秘や下痢などのさまざまな腸の症状に関係することも考えられます。

こうしてＡＧＥが蓄積することで腸内が荒らされると、免疫システムも正常に機能しなくなり、花粉症などのアレルギーを発症しやすくなります。

ＡＧＥの体内での産生量は、食後の血糖値の高さとそれが持続する時間で決まります。誰でも糖質を摂取すれば血糖値は上がりますが、その上昇の度合いが急激なほど、また高血糖状態が長く続けば続くほど、ＡＧＥは蓄積されやすくなります。

糖尿病患者とそうでない人とを比較すると、ＡＧＥの体内量は前者の方が多いことがわかっています。この点からも、血糖値を急上昇させる糖質の摂取を控えることが望ましいのです。

そして、もう1つ、糖がアレルギー症状を悪化させる要因があります。

口の中には甘み・塩み・酸味・苦味・旨みを感じ取る受容体があります。このうち、甘みの刺激を受けると、抗菌タンパクが出なくなることがわかっています。

抗菌タンパクは免疫機能の１つで、細菌やウイルスを防いだり、やっつけたりするタンパク質です。

甘いものが大好きで口の中をいつも甘みで満たしているような人は、抗菌タンパクが少なく、口から花粉などのアレルゲンが侵入しやすくなります。

花粉症や風邪などによって鼻の奥の副鼻腔に炎症が起こり、慢性化すると蓄膿症になることがあります。蓄膿症の人たちの鼻汁は甘いという特徴があります。

つまり蓄膿症の方々の副鼻腔や鼻腔、さらには咽頭の粘膜は常に糖度が高く抗菌ペプチドがつくられにくくなっているため蓄膿症のような慢性の感染症が継続し、さらには風邪などもひきやすい状態が続いてしまっているのです。

おもしろいのは、苦味の刺激を受けるとAMPという抗菌ペプチドが出てくることです。前の項目で抗菌ペプチドをつくる指令を出しているのはビタミンDだといいましたが、苦味刺激がその引き金になります。

ですから、花粉症などで慢性副鼻腔炎に悩んでいる人は、ビタミンDを十分に補い、何かものを食べた後に渋い日本茶を飲む習慣をつけると、常に口や鼻の周辺が抗菌タンパクで潤されるようになり、症状もやわらぎます。

糖質制限はまず小麦製品から

糖による害から体を守るには、糖質の摂取を制限して、糖濃度を上げないようにすることが一番の対策です。

日本人の多くは、主食として白米やパン、麺類をよく食べます。さらに、コンビニに行けば美味しそうなスイーツ類やスナック菓子が豊富に並び、コーヒーやコーラ、ジュースなどの自動販売機も街に溢れています。

ついつい手が伸びるこれらすべてに糖質が含まれています。

また、健康のためにとスムージーやスポーツドリンク、栄養ドリンクなどを飲んでいる人もいますが、そこにも糖質は入っています。美容にいいといわれる果物も吸収が良く血糖値を跳ねあげる果糖の宝庫。私たちのまわりは糖質の誘惑でいっぱいです。

「これらすべてを今日からやめてください」

このようにいってもも実行するのは難しいと思います。徐々に減らして、最終的にゼロを目指しましょう。

真っ先にカットして欲しいのは小麦の多い食品です。前の項目でもお話ししたように、小麦に含まれるグルテンというタンパク質は、腸の大敵。腸内環境を悪化させて、花粉症などのアレルギー疾患の原因になります。

小麦はパン、パスタ、ラーメン、うどん、ピザなどのほか、お好み焼きやもんじゃ焼き、たこ焼きなどのいわゆる「粉物」、餃子の皮や中華まんの皮、ケーキやクッキーなどの洋菓子にも使用されています。

こうしてみると、私たちは無意識のうちにたくさんの小麦を摂取しています。完全なグルテンフリーは難しくても、意識的に小麦製品を控えるよう心がけてください。

また、紅茶やコーヒーに砂糖やミルクを入れる習慣のある人は、今日からストレートやブラックに切りかえてください。これを機に紅茶やコーヒー本来の味を楽しみましょう。コーラやジュース、スポーツドリンクなど糖質の入った清涼飲料水もカットしやすいところです。

最近はさまざまなミネラルウォーターや無糖の炭酸水が売られていますから、切りかえるのは難しくないはずです。

なお、シュガーフリーやシュガーカットであっても、麦芽糖や乳糖を原料としてつくられる人工甘味料などの糖質が入っていては意味がありません。成分表示を見るときは、「カロリー」ではなく「糖質」に着目してください。

こうして小麦製品と、飲み物からの糖質を排除したら、次はご飯です。半膳にするとか、1日3回食べていたのを2回にするなど、徐々に減らしていき、最終的にゼロを目指すのが理想です。

とはいえ、あまり深刻に考えすぎると、ストレスになってかえってよくありません。私自身の糖質制限も、いわゆる主食とスイーツを食べないというのが基本です。

「ご飯を一生食べないなんて考えられない」

このようにいう人も多いのですが、慣れてしまえばどうということはありません。これは本当です。

「どうしてもご飯を完全にやめることができない」

このようなご飯好きな人は、食べる順番を工夫してください。多くの研究によって、炭水化物よりも野菜やキノコ類、海藻などの繊維質や脂質やタンパク質を先に食べた方が、血糖値の上昇がゆるやかなことがわかっています。

ですから、炊きたての白いご飯は食欲をそそりますが、ぐっとこらえて、まず、おかずをしっかりと先に食べましょう。主食とは本来メインディッシュと考えると理解しやすいかもしれません。そして米などの穀物は最後の〆にできるだけ少量というのがおすすめです。

よく噛んでゆっくり食べることも大切です。５分で終わるような早食いでは、いくら食べる順番を工夫したところで、胃から腸へと大量の糖質が流れ込んで吸収され、血糖値が急上昇してしまいます。

このように、同じメニューでも、食べる順番を工夫したりゆっくり時間をかけて食べることで、血糖のピークを抑制したり、持続時間を短縮したりすることができます。

また、炭水化物には食物繊維も含まれているので、その分の食物繊維を、野菜をたくさん食べたり、サプリメントを利用するなどして補うよう心がけてください。

なお、

「ストレスがたまると甘いものが食べたくなる」

このようにいう方も少なくありません。ですが、甘いもの（糖）を欲しているのは、脳だけではなく腸内細菌も深く関与しています。

腸内細菌は、細菌自体の繁殖に適した栄養素をとるよう人間の食欲などに影響を与えていることがわかっています。

そして、甘いものを欲しているのは悪玉菌やカンジダ菌などの腸内のカビです。逆に、善玉菌は糖をあまり欲しがりません。

ですから、甘いものの好きな人や「疲れると無性に食べたくなる」という人は、腸内環境の悪い状態で、甘いものを食べることで、さらに悪化させている可能性があります。

甘いものを食べ続けている限り、花粉症を治すことはできません。これを機に甘いものを断ち、腸内環境を整えていきましょう。

糖が不足しても「ケトン体」で脳は元気に活動できる

「脳のエネルギー源になるのはブドウ糖だけだから、糖質を制限するのは危険では？」

糖質制限を躊躇する人には、そのような疑問を持つ人も少なくありません。

しかし、脳のエネルギー源が糖だけというのは古い情報です。糖が不足するとそれに代わるエネルギー源を、体内でつくりだすことができるのです。

糖が不足すると体内の脂肪を燃焼させてエネルギー源にすることは以前から知られていました。

このとき、肝臓で「ケトン体」という物質がつくられますが、このケトン体は他の脂肪酸と違い、水溶性のため血液中に溶けやすく、細胞膜を簡単に通過できるのです。

血中のケトン体は、心臓や筋肉など全身の組織や器官に運ばれ、エネルギー源として利用されます。

しかも、脳には血液脳関門といって、神経細胞の中に有害物質が簡単に侵入できないシステムがありますが、ケトン体は血液脳関門もなんなく通過することができます。

つまり、ケトン体は脳のエネルギー源となるのです。

ケトン体をたくさんつくるには、中鎖脂肪酸の摂取が有効です。この中鎖脂肪酸はココナッツオイルやココナッツバターに豊富に含まれています。

ですから、糖質を制限するかわりに、ココナッツオイルやココナッツバターをとることをおすすめします。

別の項目でもお伝えしていますが、質のよい脂質をとることは、オーソモレキュラーの基本ルールの1つです。

これまで、「脂肪のとりすぎは健康に悪い」と、糖質より脂質のほうが悪者扱いされることが多く、とくにダイエットをする人には「油は肥満のもと」と毛嫌いされる傾向がありました。

しかし、これを機に、正しい栄養の知識を身につけ、体に本当に必要なものを賢くとるようになることで、体は見違えるほど元気になっていきます。

花粉症に対するオーソモレキュラーの基本はたったの7つ

ここまでオーソモレキュラーの基本ルール７つを見てきました。
おさらいをすると、

・タンパク質をとる（ただし、乳製品は控える）
・質のよい脂質をとる
・糖質は控える
・ビタミンDを摂取する
・腸内環境を整える
・女性は鉄、男性は亜鉛をとる
・摂取量のポイントは、体にとって理想的な量であること

いかがですか？　とてもシンプルでしょう。
今すぐはじめれば、どんどん症状が軽くなり、早い人なら1週間後には劇的によくなっ

ているのを実感できます。

第1章で、私のクリニックが花粉症の最新治療法を行っているとテレビ番組で紹介されたといいました。

そのときに症例として実際にオーソモレキュラー療法に取り組んでもらった高校生の女の子も、2週間の予定が1週間で改善しました。

番組としては嬉しい誤算だったようです。

今すぐ、すべてでなくていいのです。たとえば、会社や学校の帰りにドラッグストアに立ち寄り、ビタミンDのサプリメントを吟味して買い、飲むことなら、気軽にはじめられるのではないでしょうか。

また、食事もすぐに切りかえるのが難しいようなら、いまの食事内容から主食を少し減らし、かわりにしらすをプラスしてください。しらすはタンパク質ですし、ビタミンDとAを共に摂取することができます。

毎日しらすを食べることで、皮膚のバリア機能を高めたり、目や鼻、腸などの粘膜免疫を強化したり、全身免疫の要である白血球の暴走を抑えたりといった効果を期待できます。

それだけでも、きっと花粉症が軽減していることを実感されると思います。お肉を意識して食べ、甘いものを控えれば、さらに症状は改善します。

そうして今年の花粉シーズンをラクに乗り切れると、またもとの食生活に戻してしまう人もいますが、できれば続けてください。

オーソモレキュラーは栄養療法ですから、続けることで全身の体調がどんどん整ってきます。そうして体質が変われば、秋や来年の花粉シーズンももう症状に悩むことはないはずです。

長年、お世話になってきた抗アレルギー剤や、ステロイドの点鼻薬・点眼薬ともお別れです。

第4章

食事で体は劇的に変わる!

オーソモレキュラーをはじめると、花粉症などのアレルギー症状は劇的によくなります。個人差はありますが、オーソモレキュラーの基本ルールを1つ行うだけで、よくなるケースもあります。

それだけではありません。オーソモレキュラーを続けて体が理想的な状態に近づくと、体調面だけでなく、うつやストレス症状の改善など、精神面にも大きな影響があらわれます。

この章では、オーソモレキュラーによる多彩な健康効果についてお話しします。

まずは、実際の症例を見ながらご説明しましょう。

症例1　A君（14歳・男子）
典型的な小児アレルギーでアトピーで花粉症。アレルギーだらけの体が1年で薬いらずに

A君は典型的な小児アレルギーで、幼少時からアトピー性皮膚炎と喘息に悩んでいたそうです。アトピーの症状を抑えるために抗アレルギー剤を飲み、ステロイドのぬり薬を使

っているにもかかわらず、ひどいときはかゆみで夜眠ることもできないほど。喘息の発作が起きるとなおさらつらく、吸入薬や点滴でステロイド剤を投与してなんとかやり過ごすという、完全にステロイド依存体質になっていました。

しかも、小学校低学年になると花粉症の症状が出はじめ、かかりつけの小児科でIgE抗体を調べる検査をしたところ、スギ、ダニ、ハウスダスト、ペットのフンなどにアレルギーのあることがわかりました。ほかにペニシリンなどの薬剤アレルギーもありました。

中学生になると、強い疲労感と微熱が続くようになり、やがて朝起きられなくなってきました。小児科では「起立性調節障害」と診断をされました。

これは、思春期にもっとも起こりやすい疾患の１つとされ、一般的な診察や血液検査では該当する異常を認められないときに、こう診断されます。

たいていの場合、まず生活指導を行い、それでも改善しないときは血管を収縮させて血圧を上げる薬が処方されます。

しかし、A君の症状は少しもよくならず、クラスの雰囲気にもなじめなかったことから、次第に学校に行けなくなってしまったそうです。

ちょうどその頃、当院のことを知ったお母さんがアトピー性皮膚炎の治療のためにA君を連れてこられました。

そのときの血液検査の結果では（191ページ参照）、貧血の指標となるヘモグロビン値（Hb）は14・5、体に貯蔵されている鉄量をあらわすフェリチンは25・2ng/mLと、どちらも低めではありますが、基準値の範囲内です。

そこで、炎症反応の指標になる好酸球数をみると1370、好酸球%は21で、「いわゆるIgE型のアレルギーです」という数値です。

ですから、A君がこれまで続けてきた、日頃は抗アレルギー剤を飲み、症状が悪化するとステロイド剤を使うというのは、よく行われる治療法です。

私が注目したのはビタミンDの濃度です。小児の場合、ビタミンDの血中濃度が低いと、ピーナッツやブタクサなどのアレルギー症状が2~5倍でやすいという報告があります。また、小児喘息との関係も指摘されています。喘息はビタミンDの血中濃度が低ければ低いほど重症化します。

さらに、ビタミンDは子どもの脳のトラブルの1つである自閉症とも関係があり、母体がビタミンDを十分にとっていると、生まれてくる赤ちゃんが自閉症になるのを防げるのではないかともいわれています。

Ａ君のビタミンＤ濃度は、いわゆる基準値からすると普通ですが、オーソモレキュラーからすると極めて低い数値です。

Ａ君のアレルギー症状はかなり重症でしたから、食事指導はとくにアレルギー対策を強化したものになりました。

タンパク質は同じものを続けて食べるとアレルギーを増悪させるので、必ずローテーションさせて偏らないよう気をつけることと、血糖値が乱高下すると免疫がさらに弱体化するので、血糖値を安定化させるために糖質制限をすることを徹底してもらうようにしました。

また、脂の使い方にも気をつけてもらいました。サラダオイルなどオメガ６系の油はとりすぎるとアレルギーを増悪させるので、できるだけ使わないようにし、かわりに、ラードやバターなどを使うようにすすめました。

さらに、一工夫できるときには、エゴマ油のようなオメガ３系の油を使うようにとのアドバイスもしました。

さて、検査ではギリギリ正常範囲内ですが、貯蔵鉄（フェリチン）が少ないと組織や酵素の中の鉄がどんどん減り、体調の変動が大きくなります。

また、ビタミンD不足では、免疫機能を改善することができません。

こうした足りない栄養を補うためにヘム鉄とビタミンD、さらに好中球やマクロファージなど免疫細胞のエネルギーとなるグルタミンと、免疫物質のインターフェロンの生成を助けるビタミンC、さらに、「代謝ビタミン」と呼ばれ、エネルギーをつくったり皮膚や粘膜の炎症を防いだりするのに欠かせないビタミンB群とをサプリメントでとってもらいました。


オーソモレキュラーをはじめてからのA君の血液検査のデータの推移を見ると、9ヶ月後でフェリチンは約3倍、ビタミンD（25OHVD3）も約2倍に増えています。

反対に、アレルギー反応の指標になる好酸球の数も%も、どちらも劇的に下がっていきます。正常範囲まではまだいかないものの、重度のアレルギー体質だったことを考えると、非常によくなっていることがわかります。

抗アレルギー剤もステロイド剤も使わずに、ここまで改善しているのは、やはりオーソモレキュラーが花粉症の根本治療に非常に有効だということです。

また、次ページのチェックシートを見てもらえばわかるように、血液検査の結果が改善

■A君の血液検査のデータ推移

	14ヶ月後	9ヶ月後	初診
フェリチン	91.8	76	25.2
Hb	15.2	15.3	14.5
好酸球数	401	312	1370
好酸球%	5.5	6.5	21
25OHVD3	75.2	33.5	16.9

食事指導

糖質制限による血糖値の安定化
タンパク質のローテーションによるアレルギーの予防と量の確保
使用する脂質のバランス改善

サプリメント

・ヘム鉄　・VD　・VB　・グルタミン　・VC

■チェックシート

項目		情報日		
		14ヶ月後	9ヶ月後	初診
頭	頭痛、頭重(偏頭痛)がある	いいえ	いいえ	時々
	顔色が悪い	いいえ	いいえ	ひどい
口腔	のどの不快感がある	いいえ	時々	時々
	くしゃみ、鼻水、目がかゆくなる	いいえ	ひどい	いいえ
	口の中に乾燥感がある	いいえ	時々	いいえ
胸	胸やけや吐き気(嘔吐・嘔気)がある	いいえ	いいえ	時々
腹	尿の回数が増えた	いいえ	いいえ	時々
四肢	手足が冷える、しもやけになる	いいえ	時々	時々
全身	疲れる・よく風邪をひく	いいえ	時々	時々
	寒さに敏感だ　クーラーは苦手である	いいえ	時々	ひどい
	微熱がでる(発熱)	いいえ	いいえ	特にひどい
	汗をかき・顔が熱くなる(ほてる)	いいえ	いいえ	ひどい
心	つまらないことにくよくよしたり憂鬱・不安になる	いいえ	時々	特にひどい
	毎日の気分は？	ほぼ充実	平凡	沈みがち
	イライラしたり、怒りっぽくなる	いいえ	時々	いいえ
	ストレスが多い	いいえ	時々	特にひどい
	対人関係がうまくいかず、つらいと感じる	いいえ	時々	特にひどい

するにつれて、自覚症状もどんどん軽減しています。

アレルギー特有の皮膚や粘膜の症状がよくなったばかりでなく、頭痛がとれ熱も出なくなりました。また、手足の冷えや疲労感もなくなり、風邪をひきにくくなりました。

興味深いのは、不安感やストレスなどメンタルの症状が消失したことです。苦手と感じていた人間関係も苦にならなくなり、クラスにも無事に復帰することができました。

オーソモレキュラーで体が理想的な状態に近づくと、アレルギーだけではなく体調全体がよくなり、さらに、精神状態も安定してきます。

A君の症例から、私たちの体を根本的な部分から改善してくれるオーソモレキュラーの素晴らしさを、よりご理解いただけると思います。

症例2　Bさん（30歳・男性）
重度の花粉症もビタミンDの大量投与でピタッと制圧！

Bさんは、花粉の時期になると顔全体が腫れあがり、頭がボーッとして全身がだるくなるなど、重度の花粉症です。とくに鼻炎の症状が顕著で「抗アレルギー剤と抗ヒスタミン剤なしには生きられない」というほどのつらい症状に悩まされていたそうです。

オーソモレキュラーによる食事療法が花粉症に効果があると人づてに聞き、「わらにもすがる気持ち」で当院を受診されました。

検査の結果、ビタミンＤの血中濃度は10ng/mLでした。これはいわゆる基準値でも低い数値です。

そこで、早急にビタミンＤの血中濃度を上げるため、サプリメントで１日４０００IUを投与してもらいました。食事は、タンパク質の摂取を心がけ、糖質はなるべく減らすようにと指導をしました。

効果はすぐにあらわれ「非常に調子がいい」とのことでしたので、ビタミンＤの投与量をどんどん増やしていきました。Ｂさんの場合、１日１万２０００IUまで投与量が達したところから、ピタッと花粉症の症状がおさまりました。

検査でビタミンＤの血中濃度を確認してみると、症状が消失した時点で50ng/mLまで上がっていました。

50ng/mLというのは、いわゆる基準値からすると異常に高い数値です。ですが、重症の花粉症の症状を消失させるには、そのぐらいの体内濃度が必要だということです。
Bさんはよほどビタミン D との相性がよかったのでしょう。サプリメントによるビタミン D の投与で、ほぼ花粉症を解消することができました。
ビタミン D の体内濃度は、日照時間や食べ物によって大きく変動します。
ですから、サプリメントを利用して体内濃度を一度しっかりと上げ、それを維持できるよう日光浴をしたり食生活に気をつけたりしていれば、少しずつ体調を見ながらビタミン D のサプリメントを減らしても、症状が大きくぶり返すことはありません。

症例3　Mさん（30歳・女性）
治療スタートからわずか10日で、慢性じんましんで20年間飲み続けていた薬から見事に離脱

前のBさんのケースで見たように、ビタミン D は花粉症には特効薬のように効きますが、もう1つ、代表的なのがじんましんに対する効果です。

じんましんは、くりかえしあらわれる一時的な発疹で、赤みや強いかゆみを伴います。皮膚には、肥満細胞（マスト細胞とも呼ばれます）がいて、なんらかの刺激を受けるとヒスタミンを放出して毛細血管に作用します。すると、血液成分が血管外に漏れだして皮膚が腫れ、ブツブツや赤みを生じます。また、皮膚の神経に作用してかゆみを生じます。

ほとんどのじんましんは数週間で治る急性じんましんですが、1ヶ月以上続くと慢性じんましんといい、何年も症状が続くこともあります。ダニや特定の食べ物が原因になることもありますが、70％以上は原因が特定できません。

治療には、抗ヒスタミン剤や抗ヒスタミン作用のある抗アレルギー剤がよく処方されますが、根治することはできません。薬の服用をやめると2、3日で症状がまたあらわれてきます。

そのため、外国の医師の間では、「慢性じんましんの患者がくるよりもトラがきたほうがいい」といわれるほど。それほど治療が難しく、厄介だと考えられているのです。

Mさんは、10代の後半に発症してからずっと症状の続いている慢性じんましんで、常に抗アレルギー剤を服用してきました。

薬を服用すると症状が緩和するため、「よくなったかな」と思って服用を中止すると、翌日には全身にじんましんが出現する、ということをくりかえしてきたそうです。

慢性じんましんの人には、「症状が出たときにこの薬を飲めば楽になるから、まあいいか」と考えて、薬を飲み続けている人も少なくありません。

しかし、Mさんは「薬を一生飲み続けるなんて嫌。何とかしたい」と考え、あれこれ治療法を探し続けているうちに、私のところにたどり着かれました。

じんましんの直接の原因は不明でも、ストレスや食生活が症状を悪化させると考えられています。Mさんのように症状が20年も続いているとなると、なおさら、食事のバランスが崩れていることが予想されます。

タンパク質をたくさんとって、脂質を良質なものにかえ、糖質を制限するというオーソモレキュラーによる栄養アプローチを開始し、同時に、じんましんに極めて有効なビタミンDを1日8000IU、サプリメントで大量に補給しました。

当初は2週間続けて様子を見るつもりでしたが、なんと、10日目ぐらいから抗アレルギー剤が不要になったのです。20年間飲み続けていた薬からわずかな期間で離脱することができたのです。

Mさんのように、栄養のアプローチとビタミンDの大量摂取で、誰もが必ず薬が不要になるとは限りません。ですが、少なくともオーソモレキュラーで栄養状態を改善すれば、全体の体調は上がります。

体調がよくなれば、薬の効きもよくなりますから、薬を完全にやめられなくても、量を減らせる可能性は大いにあります。何種類もの薬を大量に飲んでいるとそれだけ副作用も出ます。その副作用の害が減るだけでも、心身ははるかに快適になるでしょう。

症例4　Nさん（42歳・女性）
うつ・疲労感・花粉症・生理痛・PMS・生理不順……あらゆる不快な症状が嘘のように晴れていく

Nさんは、うつ症状の改善のために当院を受診されました。

症状が出はじめたのは30代後半の頃からで、疲労感と抑うつ感が強くなり、心療内科を受診して抗うつ剤などを処方され飲んでいたそうです。

しかし、症状の改善はあまり見られず、とくに冬場になるとうつ症状が増悪し、38歳になると花粉症もデビュー。

花粉症に対しては、耳鼻科で処方された抗アレルギー剤を飲み、症状のひどいときにはステロイドと抗ヒスタミンの合剤のセレスタミンを内服で使うこともあったそうです。

さて、冬にうつが悪化するのは「冬季うつ」（季節性感情障害、ウインターブルーともいいます）といってビタミンD欠乏の典型的な症状です。成人の10人に1人ぐらいがなり、ビタミンDの欠乏しやすい20～30代の女性に多いのが特徴です。

そこで、問診で食習慣などを詳しくたずねると、20代の頃から体調が悪く、いろいろな食事療法を試してきたとのこと。とくに25歳から30歳にかけて厳格にやったのが、玄米菜食とのことでした。

実は、玄米菜食はビタミンDがもっとも失われる食事です。玄米菜食では玄米や根菜類など繊維質の多い物をたくさん食べるため、お腹の調子はよくなります。

そのため、長年の便秘が改善してお腹がスッキリし、体が軽くなり、アレルギー症状も軽減したと感じて、はまってしまう人も少なくありません。ですが、それはいっときの効果に過ぎません。

玄米菜食を続けると、タンパク質やビタミン、ミネラルなどあらゆる栄養素が不足して、全身の栄養状態が悪くなってしまいます。栄養と精神疾患には深い関係があり、栄養不良になるとうつ症状が出たり、強い疲労感のあらわれることがわかっています。

Ｎさんはその後も、タンパク質を制限するような食事療法を自己流で続けたため、ますます栄養不良の状態に陥ってしまったのです。

見た目にもとてもやせています。月経も不安定、月経前になると不快な症状のあらわれるＰＭＳ（月経前症候群）にも悩まれていました。

Ｎさんには、タンパク質と質のよい脂質をしっかりととり、足りない栄養を補うためにプロテイン、ビタミンＤ、ビタミンＢ群などの栄養素をサプリメントで補うよう指導をしました。

Ｎさんの初診時から1年半経過時までの血液検査のデータの推移を見ると、はじめは栄養不良で全身の代謝機能が衰えていたＮさんの体が、オーソモレキュラー療法によってみるみる調子を取り戻していったことがわかります。

初診時は、いわゆる善玉のＨＤＬコレステロールが33㎎／dlと非常に低い状態だったのが、栄養療法をはじめるとともに52㎎／dl、74㎎／dl、78㎎／dlと順調に上がっていきました。

それとともに総コレステロールも上がっています。18ヶ月経過時には総コレステロール値が２３０㎎／dlを超えていますが、これは基準値からすると高コレステロール血症です。

しかし、このように善玉が増えていれば、何も問題はありません。逆に、初診時は高すぎた中性脂肪は順調に減っています。中性脂肪は大切なエネルギー源ですが、多すぎると悪玉コレステロールを増やしたり動脈硬化をもたらすなどデメリットしかありません。

ちなみに、メタボリックシンドロームの診断基準にはコレステロール値は入っていません。いわゆる悪玉といわれるＬＤＬコレステロールも含まれていないのです。

それは、健康被害をもたらすのはＬＤＬコレステロールではなく、ＨＤＬコレステロールが低く中性脂肪が高いことが問題だからです。

Ｎさんはとてもやせているのに将来的に動脈硬化や糖尿病になりやすい状態だったのです。それが食事を変えてサプリメントで必要な栄養素を補うことで、見事に善玉コレステ

■Nさんの血液検査のデータ推移

	18ヶ月後	14ヶ月後	10ヶ月後	初診
総コレステロール	232	230	175	158
HDL（善玉）	78	74	52	33
中性脂肪	74	85	88	185
フェリチン	45.2	35.2	38.5	84.5
Hb	12.5	13.5	11.2	9.9
MCV（赤血球の大きさ）	95	101	109	98
MCHC	32.9	32.5	31.2	30.5
網状赤血球数	10	14	18	22
VD3	78.1	46.5	47.5	18.2

・不調の原因が貧血かと思い、自分でネットで海外から鉄分のサプリメントを購入し服用
・フェリチンが高く鉄を利用できていなかった
・月経も安定　月経前のさまざまな不調も改善

ロールが増えて中性脂肪が減りました。

　これほど見事に善玉コレステロールが増えるケースは非常に珍しく、医師でも経験することはあまりないはずです。

　次に貯蔵鉄のフェリチンを見てください。

初診時は84・5ng/mLと女性としては非常に多い状態です。ところが、血中のヘモグロビンは9・9と低く貧血の状態です。

　Nさんも、自分の不調の原因は貧血だと感じており、健康診断でも「軽い貧血」との結果が出たことから、インターネットで「吸収がよい」といわれるサプリメントを海外から買って飲んでいました。そのため、貯蔵鉄はそこそこあったのです。

ところが、血中の鉄の濃度は低い。これは、貯蔵鉄をうまく使えていないということです。そのため、サプリメントで鉄を補っても貯蔵分ばかりが増え、うまく使えないために血中濃度が低く貧血状態だったのです。

ＭＣＨＣの値を見ると、それがわかります。ＭＣＨＣは赤血球のなかに入っているヘモグロビン濃度を示しています。これが、増えているということは、鉄の運搬がうまくいくようになったということです。

網状赤血球は、骨髄から出てきたばかりのいわば幼い赤血球です。この数値が高いということは、赤血球の質が悪くてすぐ壊れてしまうので、まだ未熟なものをどんどん働かせないといけないということです。

網状赤血球数は8～12が理想的な値なので、初診時の22は多すぎます。それだけ赤血球の質が悪かったということです。栄養療法をはじめて18ヶ月後に10になっていますが、まさに理想的な状態になったということです。

栄養状態が改善され質のいい赤血球に変わったことで、鉄の運搬がスムーズにいくようになり、ヘモグロビン値が増え、反対にフェリチンは次第に減っていきました。貯蔵分がうまく使えるようになってきたということです。

女性は鉄が欠乏しやすいので、体内の鉄の循環がよくなってきたのを確認して、サプリメントでヘム鉄を補給するようにしました。

ビタミンDの血中濃度を見ると、はじめは20ng/mL未満だったのが、倍以上に増えて40台を推移するようになりました。この間に、体調がどんどん整って花粉症の症状が改善し、疲労感やうつ症状も解消されて精神的に安定して、どんどん前向きに元気になっていきました。

さらに、ビタミンD濃度が78ng/mLにまで上がる頃になると、花粉症は完全に解消されると同時に月経が安定してきました。ＰＭＳもほとんど感じられないほどになったそうです。

ビタミンDには、女性特有の症状や病気に対する効果のあることが次々と明らかになってきています。

生理痛のある女性にビタミンDを経口投与したところ２ヶ月後には40％の女性に痛みの軽減の報告のあったことや、ビタミンDの血中濃度が低いと子宮筋腫のリスクが32％上昇するとの報告も寄せられています。

また、女性ホルモンには、コレステロールを抑制して内臓脂肪の蓄積を抑制する働きがあり、更年期になって女性ホルモンが低下してくると太りやすくなります。

閉経後の女性６００人にカルシウムとビタミンＤとを投与したところ、肥満の原因になる悪玉コレステロールや中性脂肪が低下し、善玉コレステロールが上昇することが認められました。

さらに、ビタミンＤには、脳の神経細胞を酸化ストレスから守ることで、脳の老化やうつ病などを防ぐ可能性のあることもわかってきました。これらのことから、ビタミンＤは、更年期特有の症状の予防にも有効ではないかと考えられています。

Ｎさんもあと数年で更年期を迎えますが、今の状態をキープできれば、おそらく更年期の不快な症状とは無縁で過ごせるでしょう。ビタミンＤは、女性の健康と美しさを守る栄養素としても注目されているのです。

症例5　Ｏさん（35歳・女性）
アレルギーと脂肪肝による体調不良が、ビタミンＤ＋腸内環境アプローチですっかり元気に

前のほうの項目（87ページ）で、腸内環境アプローチによって重度のアレルギーが改善したＤさんのお話をしました。Ｏさんもまた腸内環境アプローチによって元気になられました。

Ｏさんは、中学時代までは元気で健康に過ごされていたそうです。しかし、高校生になると突如アレルギー性疾患を発症し、かゆみがつらくてアレルギー疾患治療薬のアレロックを常用するように。

疲れると夜も眠れないほどかゆみがひどくなって熟睡できず、寝不足から翌日も疲労が残ってさらにかゆみが増すという悪循環に陥り、授業中にひどい眠気に襲われることが日常化するようになりました。

また、頻繁に下痢をするため腹痛にも悩まされていました。高校３年の受験期には、体調を崩して学校へ行けないときもあったそうです。

その後もアレルギーと下痢の症状はおさまることなく、眠気と倦怠感がひどく仕事に集中できないということで、当院を受診されました。

そのときのＯさんのＢＭＩ（肥満度を示す体格指数）は20・４で、ＷＨＯの国際的な基準においても日本肥満学会の基準においても標準（18・5～25未満）の範囲内、普通の体重です。

ところが、血液検査を行ったところ、肝機能に関するALT（GPT）と肝臓の疾患に関するALP（アルカリフォスファターゼ）のいずれの数値も高く、脂肪肝（肝臓に中性脂肪がたまった状態）であることが濃厚という結果が出たのです。

2つの数値のうちALPは酵素の1つで、肝臓でつくられる胆汁に多く含まれますが、骨や腸、胎盤など全身のさまざまな臓器でつくられます。そのため、ALPが高値になった場合には分画（アイソザイム）して測定し、原因を特定します。

わかりやすくいえば、血液中のALPのほとんどは肝臓から出てきますが、骨から出てくるものもあれば、小腸から出てくるもの、胎盤から出てくるものなどいろいろあるということです。それをどこから出てきたのか分けて調べてみたところ、Oさんは小腸から出ているALPの数値が際立って高いことがわかりました。

つまり、脂肪肝の原因は腸にあったのです。下痢症状なども加味すると、アレルギーを含めたOさんの全身の不調は、腸からきているのだと私は確信しました。

そこで、治療は腸内環境を整えることに主眼をおくことに。まず、悪玉菌のエサになり、なおかつリーキーガット症候群の原因にもなる糖質を制限した食事を心がけるよう指導しました。

そして、サプリメントでビタミンＤとラクトフェリンとをしっかりと摂取してもらいました。すると、みるみる数値は下がっていき、アレルギー症状は改善、脂肪肝の疑いもきれいさっぱり消えてしまいました。

腸内環境が整ってきたことで、夜もよく眠れるようになり、慢性的な疲労感もなくなったとのことで、すっかり元気になられました。

このまま糖質制限食とビタミンＤの摂取とを継続すれば、きっとＯさんは、思春期の頃がまるで嘘のように健康で充実した毎日を送れるようになるでしょう。

ビタミンＤのすぐれた効果を検証

ここまで個別の症例を見ながら、オーソモレキュラーによる効果をご説明してきました。

ここからは、オーソモレキュラーの要であり、花粉症改善に必須のビタミンＤの効果についてさらに詳しく見ていきます。

私のクリニックでは、患者さん全員に細かい検査を行っています。そこで、ビタミンDの濃度がほかの検査項目の結果とどのような関係があるかを調べてみました。

すべての患者さんに共通していえるのは、初診時にはビタミンDの濃度が低かったということです。ただ、そのなかで比較的ビタミンD濃度の高い人たちは、いずれもBUNの値が高いという傾向がありました。

BUNは、簡単にいえば、タンパク質をどのぐらいとっているかという指標です。つまり、お肉などのタンパク質をたくさん食べている人のほうがビタミンDの濃度が高いということです。

次に、HOMA-Rとの関係を見てみましょう。これはインスリン抵抗性をあらわす指標で、HOMA-R指数が高いほど、血糖値の調整がうまくいっていないことをあらわします。

そして、ビタミンDの濃度が低い人ほど、HOMA-R指数が高い傾向にありました。

このことから、ビタミンDと糖尿病とは関係があるということが推測されます。

実際、ビタミンDには、糖尿病を予防したり改善したりする効果があると指摘をされています。

食事をすると血糖値を下げるために、膵臓からインスリンが分泌されます。第２章でも述べましたが、ビタミンＤは膵臓がインスリンをつくるように指令を出し、また同時に、膵臓から血液中に放出するインスリンの量も調節していることがわかってきました。

つまり、ビタミンＤはインスリンの合成と分泌の両方に関係をしており、ビタミンＤが不足すると、インスリンをつくることができず、また、必要な量を分泌させることもできないということです。

これによって、私のクリニックで行った「ビタミンＤの濃度が低いと、ＨＯＭＡ－Ｒ指数が高くなるということは、ビタミンＤと糖尿病には関係がある」というスタディがうまく説明されました。

さて、糖尿病が進行してくると、血液がドロドロになって、血管がつまりやすくなります。ビタミンＤは血管壁をつくっている平滑筋細胞が血糖の影響で分厚くなって硬くなるのを抑える作用があることがわかってきました。

しかも、動脈硬化の血管壁にはカルシウムがくっついてカチカチになっています。ビタミンＤは動脈壁へのカルシウムの沈着も防ぎます。つまり、ビタミンＤは２つのルートから動脈硬化を防ぎ血管の健康を守ってくれるのです。

ビタミンDは脳の老化や認知症予防にも効果を発揮する

近年、とくに注目されているのは、脳の機能に対する作用です。ステロイドホルモンは副腎皮質、精巣、卵巣、胎盤から産生され、脳にはその機能はないと考えられてきました。

ところが、最近の研究によって、脳はＤＨＥＡという性ホルモンの前駆物質などを用いて独自にステロイドを合成していること、また、「ニューロステロイド」と呼ばれるこの新しい分子は、ストレスに対抗する神経保護作用を持っていることがわかりました。

そして、驚くことに、ビタミンＤには、このニューロステロイドのような機能が備わっていることがわかってきたのです。つまり、ビタミンＤには脳の神経を保護する働きがあるということです。

ビタミンＤは、神経にとって必要な栄養因子を増やしたり、細胞内の毒素を消す働きのあるグルタチオンを脳の神経細胞のなかで増やしたりすることで、脳の神経細胞を保護すると考えられています。

また、グルタチオンには細胞のサビとりをして酸化したビタミンCを還元して元に戻す働きがあるため、ビタミンDには、抗酸化作用を持つビタミンCの働きを高める可能性も示されています。

こうしたことから、ビタミンDは、脳の神経細胞を酸化ストレスから守ることで、脳の老化や認知機能の低下、うつ病などを防ぐ可能性があることがわかってきたのです。

また、ビタミンDは、心や神経のバランスを整える作用のある脳内物質のセロトニンの調節もしていることがわかりました。そのため、ビタミンDが不足すると、うつなど精神的な症状があらわれやすくなるのです。

ビタミンDがＡＤＨＤ（注意欠如・多動症）の子どもや、双極性障害（いわゆる躁うつ病）、統合失調症などと関係があるとの報告も寄せられています。

ビタミンDにはオメガ３系の脂肪酸と協力をしてセロトニン合成を調節し、感情を安定化させる働きがあるともいわれています。

筋肉を強化しロコモやサルコペニアを予防

ビタミンDは骨や筋肉など運動器にも影響を与えます。

ビタミンDの骨に対する効果はよく知られていますが、近年、注目されているのが筋肉に対する効果です。

筋肉には、日常的に立ったり座ったり歩いたりするときに使われる遅筋と、急に走り出したりジャンプしたりするときに瞬発的に大きな力を出す速筋との2種類があります。「筋肉は年をとっても鍛えられる」といいますが、それは遅筋のことです。速筋は加齢とともに繊維が減り、鍛えづらくなります。

年をとると転倒しやすくなるのは、速筋の機能が落ちて、つまずいたときにとっさに足を出して踏みとどまることができなくなるためです。

ビタミンDには、この速筋の繊維を増やす作用のあることがわかってきました。

また、70歳以上の男性を対象に、ビタミンD濃度と「サルコペニア」（加齢によって全身の筋肉量が落ち身体機能が低下する状態）との関係を追跡調査したオーストラリアの研究では、ビタミンD濃度のもっとも高い人たちを1とすると、D濃度の数値が低くなればなるほどサルコペニアの発症率が1・4倍、1・8倍、2・4倍と増えていくことがわかりました。

このことから、ビタミンD濃度を高めておくことはサルコペニアの予防になるのではないかと考えられています。

70〜89歳の高齢の男女を対象としたビタミンD濃度と身体パフォーマンスの変化を調べた研究では、ビタミンD濃度を高めることで、歩くスピードが速くなったり運動機能の回復がみられるとの結果が得られ、ビタミンDの体内濃度を高く維持することは高齢者の身体能力の改善につながる可能性があると報告されています。

興味深いのは、ビタミンDの単独の効果をみるために、あえて運動をさせなかったという研究です。

65歳の女性21人に、運動による影響を排除するために通常レベルの身体活動を制限して（つまり余計な運動をさせないようにして）、片方のグループにはビタミンDを1日4000IU、もう一方のグループにはプラシーボ（疑似薬）をそれぞれ投与。

4ヶ月後に筋細胞のビタミンDのレセプターの濃度と筋繊維のサイズとを測定したとこ

ろ、ビタミンDを投与したグループではプラセボ群に比べて、細胞内のビタミンDのレセプター濃度は30％増加し、筋繊維のサイズも10％増えたとの結果が出たそうです。

要するに、ビタミンDを補充すると、高齢女性のビタミンDのレセプターの数が増え、運動をしなくても筋肉が大きくなったということです。

実は、このことは私も実感しています。私はたまにゴルフをするぐらいで日常的に運動はしていませんが、何年経っても筋肉量は落ちていません。

この研究報告を読んで「ああ、そういうことなんだ」と腑に落ちた次第です。

ほかにも、筋肉低下からバランス感覚が悪くなっていたのがビタミンDの投与によって改善したなど、ビタミンDの筋肉に対する効果を調べた研究データがたくさん集積してきています。

これらのことから、ビタミンDは、骨や関節、筋肉などの運動器の衰えが原因で、歩行や立ち座りなどが困難になり、日常生活に支障をきたす「ロコモティブシンドローム」（運動器症候群：通称ロコモ）を予防する効果も期待されています。

ビタミンＤは新世代の抗がん剤となる可能性もある

ビタミンＤには、がん細胞を抑制する作用があるのではないかとも考えられています。

たとえば、ビタミンＤには細胞の増殖を調節する作用のあることや、細胞のアポトーシス（自然死）を誘導する作用のあること、さらには、悪性細胞の成長をコントロールする作用があることなどを実証する多くのエビデンスが次々と提出されています。

このことから、ビタミンＤは新世代の抗がん剤になる可能性があると期待されています。

現在使われている抗がん剤は、がん細胞を直接標的にして攻撃します。そのため、がん細胞は一度死んでもターンオーバーをして、今度は抗がん剤に対する抵抗力を持って生まれてきます。

つまり、残った子孫がより強いがん細胞になってしまうため、抗がん剤がだんだん効かなくなってしまうのです。

細胞の自然死であるアポトーシスを誘導するという方法なら、がん細胞が変異したり、抵抗力を持ったりすることはありません。

そこで、ビタミンDなら、がん細胞を悪性化させることなく、鎮めて自然死させてくれるのではないかというわけです。

そうした背景を受けて、アメリカ国立衛生研究所（NIH）は、「今後はビタミンDを中心に据えた抗がん剤の研究をもっと積極的に進めていくべきではないか」と提言しています。

「ブリティッシュ・ジャーナル・オブ・キャンサー」というイギリスの医学雑誌には、日本の国立がん研究センターとがん予防・検診研究センターとの合同調査による、ビタミンDの濃度が低いと男性で4・6倍、女性で2・7倍、大腸がんになりやすいというレポートが寄せられています。

また、ビタミンDの血中濃度が20ng/mL上昇すると、直腸がんは59％、結腸がん22％それぞれ発生を抑えられるとの別の報告や、ビタミンDの濃度が高いほど大腸がんや乳がんになるリスクが低くなるという研究データもあります。

大腸がんは日本人女性のがんによる死因のトップ、男性の第2位です。日本人全体がビタミンDの摂取量をもっと増やしたら、死因は大きく変わることになるかもしれません。

さらに、ビタミンD濃度が高いと、がんによって死亡する人は少ないという調査結果もあります。おそらく免疫が高く維持されるからでしょう。

がんの治療効果についてよくいわれることは、悪性の進行がんに対しては、結局のところ、抗がん剤は無力である。

したがって、腫瘍が何％小さくなったとか、大きくなったといっても、あまり意味はない。それよりも、生存期間で評価すべきだ、ということです。

つまり、がんになってからの生命予後をどれだけ延ばすことができるかが勝負で、その点からすると、ビタミンＤは大きく貢献するはずと期待をされているのです。

ビタミンＤは健康な人をより健康にして寿命を延ばす

それでは、がんではない人たちの生命予後もビタミンＤは延ばすことができるのでしょうか。

１万３３３１人の人を対象に、８・７年にわたって追跡調査した結果、ビタミンＤの濃度が低いグループでは、高いグループに比べて、死亡率が１・26倍上昇することがわかりました。

ここまで見てきたように、ビタミンDにはさまざまな健康効果があります。それによって、とくに病気のない健康な人たちも、ビタミンDをとると、より健康が増進するのでしょう。

それでは、若くて非常に健康的と思われる人たちに対してはどうでしょうか。

フィンランドの男性の軍人164名（18〜28歳）に対して、半年間、一方のグループにはサプリメントでビタミンDを1日400IU投与し、もう一方のグループには偽薬を投与したところ、ビタミンDを投与したグループは欠勤が少なく、アンケートでも「自分は健康だ」と答える人の率が多かったという結果が出ました。

この結果からわかることは、日頃からある程度の栄養管理をされ、体も鍛えていて、健康にはまったく問題ないような若い人たちでも、ビタミンDの血中濃度が上がると、より心身の健康は優れた状態になるということ。

ビタミンDの持つ健康効果がいかに際立っているかがわかります。

さて、ここまでビタミンDの効果に特化してみてきましたが、第1章でお話ししたように、オーソモレキュラーで体を整えることで、薬やサプリメントの効果ははるかに上がります。それはビタミンDも例外ではありません。

体を理想的な状態に近づけるには、やはりオーソモレキュラーの基本ルールをできるだけ実践することが大事です。

オーソモレキュラーがあなたの未来を、そして日本の未来を変える

日本は世界でも例のない超高齢社会に突入したことで、認知症や介護の問題が深刻化しています。

高齢になってくると、ロコモやサルコペニアのように身体的な機能障害はまだ起こっていなくても、心身の活力が著しく衰えてストレスに弱くなり「フレイル」（虚弱を意味する英語「frailty」に由来する）と呼ばれる要介護の一歩手前のような状態になってきます。

フレイルの状態になると、病気にかかりやすくなり、ちょっとした風邪でもこじらせて肺炎を発症するなど重症化したり、転倒して骨折をし、そのまま寝たきりになってしまう

こともあります。

多くの人は、フレイルを経て要介護状態へと進むと考えられています。

しかし、フレイルは、早い段階で栄養や運動の改善に取り組むことで、元気を取り戻すことが可能とされています。

そして、そのためには、肉類も含めてしっかりと食事をとり、日常的に運動をすることがすすめられています。

高齢の人や運動不足の人ほどタンパク質が不足しやすく、肉類をしっかりと食べることをすすめているオーソモレキュラーは、まさにフレイルの予防・改善にふさわしい栄養療法です。

体にとって理想的な栄養を補うことで、衰えた心身はみるみる活力を取り戻していくでしょう。

また、足腰の衰えた人がいきなり運動すると、転倒して骨折する恐れもありますが、丈夫な骨をつくるとともに、運動をしなくても筋肉を増やす働きのあるビタミンDをしっかり補給することで、運動によるリスクを減らすこともできます。

体の内側からエネルギーが溢れるようになることで、活動的になり、気持ちも生き生きとしてきます。

心身ともに活力が戻ることで、老化のスピードがゆるみ、健康寿命も延びるはずです。

オーソモレキュラーは子どもから高齢の人まで年齢・性別を問わずすべての人に有効な栄養療法です。体調不良の人は調子が整い、健康な人はより健康的な状態へと、体が変化していきます。

１人でも多くの人が、オーソモレキュラーを実践することで、長寿大国ニッポンの未来はきっと大きく変わるに違いありません。

人は毎日食べるものでできています。今日あなたが口にするもので、未来のあなたは決まります。それは、そのまま日本の未来へとつながっていきます。

クリニック公式ラインアカウント

診察情報や栄養のお話、お得なキャンペーンなどを配信しております。

著者略歴

一九六四年、神奈川県に生まれる。みぞぐちクリニック院長。福島県立医科大学卒業。横浜市立大学附属病院、国立循環器病センターを経て、一九九六年、痛みや内科系疾患を扱う辻堂クリニックを開院。オーソモレキュラー療法の第一人者である。二〇〇三年には日本初の栄養療法専門クリニックである新宿溝口クリニックを開設する。栄養学的アプローチで精神疾患や内科系疾患の治療にあたるとともに、患者・医師向けの講演会や、アスリートのための栄養指導もおこなっている。

著書には『「うつ」は食べ物が原因だった!』(青春新書インテリジェンス)、『最強の栄養療法「オーソモレキュラー」入門』(光文社新書)、『この食事で自律神経は整う』(フォレスト出版)、『9割の人が栄養不足で早死にする!』(さくら舎)などがある。

最新版《さいしんばん》　花粉症《かふんしょう》は1週間《しゅうかん》で治《なお》る!

二〇二四年一月一三日　第一刷発行
二〇二四年二月　九　日　第二刷発行

著者　溝口《みぞぐち》　徹《とおる》
発行者　古屋信吾
発行所　株式会社さくら舎　http://www.sakurasha.com
東京都千代田区富士見一―二―一一　〒一〇二―〇〇七一
電話　営業　〇三―五二一一―六五三三　ＦＡＸ　〇三―五二一一―六四八一
編集　〇三―五二一一―六四八〇　振替　〇〇一九〇―八―四〇二〇六〇
装丁　アルビレオ
写真　高山浩数
印刷・製本　中央精版印刷株式会社

ISBN978-4-86581-412-5